A CURA DO CIÚME

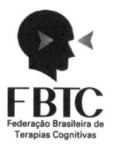
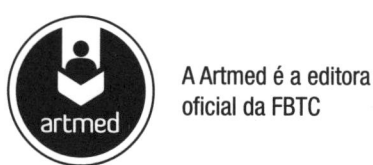

A Artmed é a editora oficial da FBTC

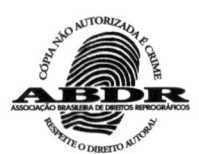 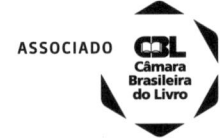

L434c   Leahy, Robert L.
      A cura do ciúme : aprenda a confiar, supere a possessividade e salve seu relacionamento / Robert L. Leahy ; tradução: Sandra Maria Mallmann da Rosa. – Porto Alegre : Artmed, 2019.
      xiv, 177 p. ; 23 cm.

      ISBN 978-85-8271-555-0

      1. Psicoterapia. 2. Ciúme. I. Título.

                                                  CDU 616.89-008.444.2

Catalogação na publicação Karin Lorien Menoncin – CRB 10/2147

ROBERT L. LEAHY

A CURA DO CIÚME
APRENDA A CONFIAR, SUPERE A POSSESSIVIDADE E SALVE SEU RELACIONAMENTO

Tradução:
Sandra Maria Mallmann da Rosa

Reimpressão 2020

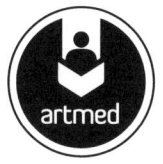

Porto Alegre
2019

Obra originalmente publicada sob o título
The jealousy cure: learn to trust, overcome possessiveness, and save your relationship.
ISBN 9781626259751

Copyright © 2018 by Robert L. Leahy.
All Rights Reserved.
Published by arrangement with D4EO Literary Agency, www.d4eoliteraryagency.com

Gerente editorial
Letícia Bispo de Lima

Colaboraram nesta edição:

Coordenadora editorial
Cláudia Bittencourt

Capa
Paola Manica

Preparação de original
Camila Wisnieski Heck

Leitura final
Aline Pereira de Barros

Editoração
Ledur Serviços Editoriais Ltda.

Reservados todos os direitos de publicação, em língua portuguesa, à
ARTMED EDITORA LTDA., uma empresa do GRUPO A EDUCAÇÃO S.A.
Av. Jerônimo de Ornelas, 670 – Santana
90040-340 Porto Alegre RS
Fone: (51) 3027-7000 Fax: (51) 3027-7070

Unidade São Paulo
Rua Doutor Cesário Mota Jr., 63 – Vila Buarque
01221-020 São Paulo SP
Fone: (11) 3221-9033

SAC 0800 703-3444 – www.grupoa.com.br

É proibida a duplicação ou reprodução deste volume, no todo ou em parte, sob quaisquer formas ou por quaisquer meios (eletrônico, mecânico, gravação, fotocópia, distribuição na Web e outros), sem permissão expressa da Editora.

IMPRESSO NO BRASIL
PRINTED IN BRAZIL

Autor

Robert L. Leahy, **PhD**, é autor ou organizador de 26 livros, entre eles *Como lidar com as preocupações*, *Livre de ansiedade* e *Vença a depressão antes que ela vença você*, publicados no Brasil pela Artmed Editora. Coordenou ou esteve profundamente envolvido com muitas organizações nacionais e regionais de terapia cognitivo-comportamental (TCC). Escreve regularmente no *blog Psychology Today* e já escreveu para *The Huffington Post*. Leahy é palestrante internacional em conferências no mundo inteiro e tem sido destaque na mídia impressa, de rádio e televisão, como, por exemplo, no *The New York Times*, no *The Wall Street Journal*, no *The Times of London*, no *The Washington Post*, no 20/20, no *The Early Show*, entre outros.

O autor do prefácio, **Paul Gilbert**, **Ph.D.**, é mundialmente renomado por seu trabalho sobre depressão, vergonha e autocrítica, e é desenvolvedor da terapia focada na compaixão (TFC). É diretor da unidade de pesquisa em saúde mental na University of Derby e autor ou coautor de inúmeros artigos acadêmicos e livros, entre os quais *The compassionate mind*, *Mindful compassion* e *Overcoming depression*.

Agradecimentos

Este livro deve muito a diversas pessoas, mas nenhuma delas deve ser considerada responsável por alguma falha de minha parte. Quero primeiramente agradecer ao meu editor, Ryan Buresh, da New Harbinger Publications, um forte defensor e uma excelente fonte de *feedback* para a estruturação do livro, tornando-o mais acessível à leitura e relevante. Matthew McKay, da New Harbinger, me acolheu generosamente, e sou grato por seu apoio – e por seu senso de humor. Além disso, meus demais editores na New Harbinger, Clancy Drake, Caleb Beckwith e Vicraj Gill, deram muita atenção aos detalhes e ao produto final, e lhes agradeço por seu trabalho cuidadoso. Minha assistente de pesquisa, Sindhu Shivaji, trabalhou longas horas ajudando na pesquisa e na edição do conteúdo, agradeço a ela e desejo sucesso na evolução de sua carreira em psicologia. Bob Diforio, meu incansável agente, sempre foi uma fonte de apoio importante e um maravilhoso defensor – estou em grande dívida com ele.

São inúmeras as pessoas cujo trabalho valorizo e com quem aprendi. Agradeço aos seguintes professores, cujo trabalho foi de grande valor para mim: David Buss, David A. Clark, David M. Clark, Paul Gilbert, Steve Hayes, Stefan Hofmann, Marsha M. Linehan, Zindel V. Segal, Dennis Tirch, Adrian Wells e Mark Williams. Meus colegas no American Institute for Cognitive Therapy (http://www.cognitivetherapynyc.com) foram incansáveis no apoio e nas sugestões, além de me ouvirem falar sobre várias partes deste livro durante seu desenvolvimento. Obrigado por sua paciência.

E, como sempre, sou abençoado por ter Helen como minha amada esposa. Sou continuamente fascinado por sua capacidade de aceitar o que é menos que perfeito em mim. É a ela e ao seu coração aberto que este livro é dedicado.

Apresentação

Desde que Freud começou a explorar as implicações psicológicas das descobertas de Darwin, fomos forçados a reconhecer que nossa evolução envolveu lados obscuros bastante desagradáveis. A história da humanidade pode ser vista como uma luta constante entre nossa capacidade para violência e nosso potencial para compaixão. No cerne de nossas motivações mais básicas encontra-se a questão da sobrevivência e da transmissão de nossos genes. A competição interpessoal também faz parte dessa mistura, seja pelos recursos, seja pelo acesso a oportunidades sexuais (reprodutivas). Desses conflitos centrais se origina uma gama de processos motivacionais, desde a competitividade autofocada narcisista e psicopática até o tribalismo, o preconceito, a inveja e o ciúme – tema deste livro.

Em um trabalho pioneiro, Dr. Robert L. Leahy procurou unir uma compreensão aprofundada das origens evolucionárias e sociais de nosso lado obscuro à nossa capacidade de nos tornarmos conscientes delas e, por fim, assumirmos responsabilidade por elas. À medida que nos tornamos mais conscientes do que nos impulsiona, podemos ser mais capazes de nos responsabilizar por nosso comportamento. Este é claramente um dos objetivos principais deste livro excepcional e importante.

Leahy nos mostra claramente como o ciúme se sobrepõe e como difere da inveja. A *inveja* ocorre quando achamos que alguém ou algum grupo têm mais do que nós, e queremos ter o que eles têm. Formas hostis de inveja podem nos levar a destruir o que os outros têm, enquanto formas benéficas de inveja podem nos levar a imitar outras pessoas e fazer com que nos esforcemos para nos tornar melhores. O *ciúme*, por sua vez, envolve competição entre três ou mais pessoas pela atenção e disposições positivas de pelo menos uma delas. Está geralmente associado a relacionamentos sexuais, mas nem sempre. Ciúme e inveja se sobrepõem em sua tendência a motivar comportamento hostil na direção de um objeto, até mesmo a ponto de querer prejudicar e destruir o outro – daí o famoso juramento: "Se eu não puder ter, ninguém terá".

As raízes do ciúme podem ser vistas em muitas outras espécies, sobretudo nos comportamentos denominados *guarda do parceiro*, em que os indivíduos (preponderantemente, mas nem sempre, os machos) tentam impedir o acesso dos outros àquele que estão protegendo e também induzem medo naqueles que são protegidos. De fato, a indução de medo é muito comum como tática do ciúme; no Antigo Testamento, pelo menos, Deus é apresentado como ciumento, capaz de trazer sofrimentos indizíveis àqueles que se desviassem ou o desobedecessem. O lema "Não se afaste, ou então…" fundamenta as ameaças da pessoa ciumenta.

Não é difícil ver que o ciúme pode ser um dos maiores destruidores das relações humanas; no lugar de amor, o ciúme instila raiva. Ele pode potencializar todos os tipos de conflitos relacionais, desde a agressão passiva até a violência doméstica e o assassinato. O ciúme frequentemente está por trás do comportamento de perseguição (*stalking*) e pode motivar vingança quando o objeto do desejo escolhe outra pessoa. Por fim, o ciúme é com frequência o que acaba afastando a pessoa que o indivíduo mais deseja. E, como muitas emoções na família da raiva, ele também tem o hábito de se justificar.

Em *A cura do ciúme*, Leahy direciona sua considerável experiência como clínico para essa tragédia pessoal e relacional frequentemente negligenciada. Ele apresenta percepções profundas sobre a origem do ciúme, além do que já sabemos a respeito. Se você sofre com esse problema, este livro irá ajudá-lo a reconhecer que está longe de ser o único e que está experimentando a urgência e a dor do ciúme precisamente porque o cérebro humano – seu cérebro – tornou isso possível.

Leahy se dirige com grande sensibilidade não só àqueles que sofrem de ciúme, mas também aos que estão no outro extremo, os que são alvo dele. Tragicamente, assim como aqueles que sentem ciúme perpetram comportamentos hostis, aqueles que são alvo dessa emoção com frequência se sentem envergonhados pelo que está acontecendo. Eles podem tentar ocultar a realidade até de si mesmos, sem buscar ajuda. De fato, muitas vítimas de ciúme prejudicial ou violência podem ter vergonha e medo excessivos de reconhecer o tipo de relacionamento a que estão atreladas. Este livro pode ajudá-lo a descobrir se você é vítima de um relacionamento ciumento e a determinar se poderia se beneficiar de ajuda profissional.

A cura do ciúme é um livro imensamente valioso pela clareza de suas percepções da natureza e dos padrões do ciúme. Especialmente importante é a orientação sobre nossa capacidade de nos libertarmos da vergonha de nossas experiências com ciúme. Ser honestos com nós mesmos é o primeiro passo para assumir a responsabilidade por nosso comportamento. Nem sempre conseguimos impedir o que surge em nossa mente, mas podemos assumir a responsabilidade pelas nossas ações e suas consequências. Por fim, somos efêmeros, biologicamente determinados – desde o dia em que nascemos até o dia em que morremos, nossos impulsos e desejos seguem os ditames de uma mente que evoluiu durante milhões de anos. E, mesmo quando nossos genes nos instigam a prender e controlar aqueles que amamos, em última análise, é nos libertando desses impulsos que poderemos finalmente encontrar paz e conexão.

Este é um livro profundamente esclarecedor e importante que o ajudará a compreender seu ciúme e encontrar seus antídotos. Você vai aprender a ser honesto consigo mesmo e a dar o salto de coragem necessário para apaziguar sua mente ciumenta. A forma de escrever do autor é sensível, acessível e compassiva. Por fim, vencer o ciúme significa nos libertarmos de uma experiência humana imensamente dolorosa e destrutiva. Este é um excepcional guia passo a passo nessa jornada.

Paul Gilbert, Ph.D., OBE

Sumário

Apresentação ix
Paul Gilbert, Ph.D., OBE

Introdução 1

PARTE I: Sobre a paixão do ciúme

1 A evolução das emoções competitivas 9

2 O ciúme é um problema para você? 19

3 Apego e compromisso 25

PARTE II: Como o ciúme se torna um problema

4 Sequestrado pela mente ciumenta 41

5 Estratégias ciumentas que afastam seu parceiro 61

PARTE III: Contornando o ciúme

6 Recuando para observar e aceitar 75

7 Convivendo com seus pensamentos 87

8	Respondendo ao seu ciúme	103
9	Inserindo o ciúme no contexto	121
10	Resolvendo juntos	129
11	Deixando o passado no passado para superar o ciúme retrospectivo	145
12	"É complicado" – superando a infidelidade	157

	Reflexões finais	171
	Notas	175

Introdução

Phyllis costuma ser uma pessoa divertida. Seu riso é contagiante, ela é inteligente, tem um senso de humor maravilhoso e demonstra muita gentileza com quase todo mundo. É atraente, criativa e tem muitos amigos. Entretanto, é atormentada por sentimentos de ciúme de seu namorado, Michael – os quais às vezes a oprimem –, o que a deixa nauseada, ansiosa e furiosa. Ela fica ansiosa quando ele está em festas e se preocupa com a amizade dele com sua ex-namorada. Quando Michael vai jantar com a ex-namorada, a quem ele descreve como "apenas uma amiga", ela fica furiosa. Phyllis acha que há algo de errado com ela porque simplesmente não consegue tirar o ciúme de sua mente. "Acho que vou ficar louca", ela me diz, enquanto olha para o chão, evitando contato visual.

Considere Steve. Ele não se sentia enciumado quando começou a sair com Rachel, mas agora sim. Steve examina o Facebook dela e tenta acessar seu telefone, buscando sinais de que ela está perdendo o interesse por ele. Fica pensando: "Ela está saindo com mais alguém?", "Quem é aquele rapaz que fez amizade com ela no Facebook?", "Ela ainda está procurando?". Steve não consegue se concentrar no trabalho, está bebendo mais e não quer sair com seus amigos porque está muito infeliz. Ele me diz: "Na verdade, eu não tenho uma razão sólida para achar que Rachel esteja me traindo, mas não sei com certeza. Não aguento a ansiedade. Algumas vezes penso que eu me sentiria melhor se acabasse o relacionamento, então não teria que me preocupar mais".

Quase todas as pessoas já sentiram ciúme em algum momento ou tiveram pensamentos de ciúme de um cônjuge, parceiro íntimo, amigo, irmão ou outro familiar. Como você verá neste livro, o ciúme é normal, tão humano quanto o amor e o medo. É uma emoção universal que encontramos entre pessoas em diferentes culturas, nas crianças e até mesmo em animais. Experimentamos isso porque nos sentimos conectados a alguém de maneira especial. Então, se esse vínculo está em risco, podemos nos sentir ameaçados ou ofendidos. Raramente sentimos ciúme em um relacionamento superficial – portanto, ele pode ser um sinal de que alguém é importante. Contudo, quando o ciúme toma conta, assim como ocorre com Phyllis e Steve, nós lutamos para tirá-lo de nossa mente e podemos fazer coisas das quais nos arrependemos. O ciúme pode criar problemas reais para nós.

Já escrevi 25 livros sobre psicologia – tratando de preocupação, ansiedade, depressão e a dificuldade de mudar o comportamento – segundo a abordagem cognitivo-comportamental (TCC). E valorizo todos os terapeutas talentosos que também escreveram livros. Portanto, pareceu-me estranho não haver nenhum livro oferecendo uma perspectiva da TCC às pessoas que lutam com o ciúme em suas vidas. Isso é especialmente estranho porque o ciúme envolve muitas questões que pesquisamos e efetivamente tratamos, entre elas preocupação, ruminação, autocrítica, raiva e resolução de conflito. Já era tempo de haver um livro a respeito.

A TCC se transformou no tratamento mais valorizado no mundo inteiro para depressão e ansiedade, entre muitos outros problemas que podem trazer dificuldades para as pessoas. Ela se concentra em pensamentos, comportamentos e interações atuais com as pessoas e oferece ferramentas de autoajuda para que seja possível lidar melhor com as dificuldades. Neste livro, lanço mão de uma ampla gama de técnicas e conceituações poderosas que podem ajudá-lo a lidar com essa emoção frequentemente tão difícil e devastadora. Minha expectativa é lhe fornecer novas ferramentas para você usar hoje mesmo, colocando o ciúme em perspectiva, para que ele não controle sua vida.

Já vi muitas pessoas boas se debaterem com o ciúme. Elas amam seus parceiros e desejam confiar e crescer juntos. No entanto, podem ser tomadas por uma ansiedade e uma raiva incontroláveis, o que com frequência em seguida gera culpa e vergonha. Uma mulher chorava de vergonha e medo porque estava perdendo o controle e arruinando seu relacionamento. Um homem esperava que a mulher com quem estava se relacionando se tornasse sua parceira para toda a vida, mas seu ciúme o levava a interrogá-la, acusá-la e persegui-la nas mídias sociais. Outro homem amava sua esposa e seus três filhos, mas era tão oprimido por seus sentimentos de ciúme que achava que seria melhor se matar. Felizmente, ele não fez isso e conseguiu salvar seu casamento do ciúme que o havia dominado.

O ciúme é uma emoção trágica porque provém de uma combinação de amor intenso e medo intenso. As ações resultantes podem comprometer o relacionamento que você deseja proteger. E seus pensamentos, emoções e comportamentos ciumentos são acompanhados por vergonha e culpa. Se você tem problemas com ciúme, é possível que tenha duvidado de sua própria sanidade – até mesmo de seu direito a ter algum sentimento de ciúme. Nossa cultura às vezes nos transmite a mensagem de que emoções dolorosas e difíceis não são permitidas e de que, se você as tem, alguma coisa está terrivelmente errada com você. No entanto, quero que saiba que o ciúme pode fazer parte de ser humano, ter intimidade e envolver-se em relacionamentos intensos.

As pessoas geralmente recebem conselhos de amigos (ou mesmo terapeutas) bem-intencionados que não vão ajudar e que podem, na verdade, piorar as coisas. Eis algumas frases que você pode ter ouvido, bem como as razões por que elas não são precisas ou úteis:

- **"Você deve ter baixa autoestima."** A realidade é que o ciúme também pode resultar de alta autoestima. Talvez você não queira que as pessoas o tratem injustamente. Isso não é tão simples assim.
- **"Você tem que tirar isso da sua cabeça."** Tentar não pensar no ciúme fará os pensamentos de ciúme retornarem. Precisamos aprender a aceitar os pensamentos que temos sem que sejamos governados por eles.
- **"Tente pensar positivamente."** Isso frequentemente faz as pessoas se sentirem pior, porque, se esse for o melhor conselho que você pode receber, ele parecerá sem esperança.
- **"Por que está se punindo?"** Isso passa inteiramente ao largo do problema, porque o ciúme é uma tentativa de se proteger da traição.
- **"Você não tem direto de sentir ciúme."** Todos têm o direito de ter todos os sentimentos e pensamentos que têm. Invalidá-lo assim só vai fazer com que você se sinta mais ameaçado pela rejeição.
- **"Eu não fiz nada de errado."** Isso pode ser verdade; porém, quando a pessoa que é o foco de seu ciúme fala assim, pode fazer você se esforçar ainda mais para descobrir o que ela parece estar escondendo.
- **"Você deve confiar em mim."** Receber a ordem de confiar em alguém raramente funciona porque isso não valida seu esforço ou suas razões para se sentir como se sente.
- **"Você está maluco."** Isso só se soma aos temores de rejeição e abandono, o que aumenta a probabilidade de ciúme.

Embora algumas dessas afirmações possam ser válidas, nenhuma delas ajuda, pois não são relevantes para a forma como você se sente e não ajudam a lidar com esses sentimentos. Como o ciúme está baseado em um sentimento de que o relacionamento está ameaçado, criticá-lo, ignorá-lo ou ridicularizá-lo só o fará se sentir pior consigo mesmo – e até mesmo com mais ciúme. Então como você pode controlar seu ciúme de uma forma que realmente ajude?

Mostrar-lhe como é um dos meus objetivos neste livro. Quero ajudá-lo a compreender o que é o ciúme e por que ele é uma emoção passional que inclui muitas outras emoções que nos perturbam, entre as quais raiva, ansiedade, impotência, ressentimento e desesperança. Também quero ajudá-lo a se dar conta de que você não está sozinho com seus sentimentos.

Outro objetivo é examinar as escolhas que você faz, as quais podem sabotar seu relacionamento ou salvá-lo. Depois que você sente ciúme – depois que tem o sentimento intenso de que não pode confiar em alguém –, o que faz a seguir? Pensamentos e sentimentos de ciúme levam aos mesmos padrões comuns de reação e comportamento, como:

- Interrogar
- Procurar indícios de traição
- Tentar controlar alguém
- Infligir punições
- Preocupar-se obsessivamente com uma possível traição
- Ter medo de que o que teme se concretize se você for traído

Contudo, pensamentos e sentimentos de ciúme nem sempre precisam levar a um comportamento ciumento. Você pode escolher o que realmente faz. E há melhores maneiras de responder. Este livro irá ensinar a você o que fazer com os pensamentos e sentimentos. Mesmo que não consiga tirar completamente o ciúme de sua cabeça, você pode agir de formas que impeçam que ele o domine e arruíne seu bem-estar e seus relacionamentos.

Este livro não tem a intenção de dar um sermão sobre a ideia de que você não tem direito aos seus sentimentos de ciúme, ou de que é irracional, ou de que deve "superá-lo". Quando essa emoção tem justificativa, pode ser hora de ser assertivo, resolver o problema com seu parceiro e estabelecer alguns limites. Os desencadeantes do ciúme podem levar vocês dois a ter mais clareza de seu compromisso um com o outro, desenvolver algumas diretrizes e estabelecer a compreensão mútua – todos estes são caminhos para desenvolver confiança. Às vezes, o ciúme pode nos indicar o que nosso relacionamento mais precisa, podendo ser comprometimento, honestidade, transparência ou opção.

Seus sentimentos de ciúme não significam que alguma coisa terrível está por acontecer. Eles ajudam a olhar para a realidade – não só para seus pensamentos e sentimentos. As emoções nem sempre são uma previsão da realidade. Como o ciúme é uma emoção tão passional e opressora, recuar um pouco e distanciar-se dele pode parecer impossível. Entretanto, se você desacelerar seu pensamento, afastar-se de seus sentimentos por alguns momentos e refletir sobre o que está dizendo a si mesmo, talvez as coisas possam mudar. Talvez você não tenha que ser dominado por pensamentos e sentimentos.

Se você é o objeto de ciúme de seu parceiro, este livro pode ajudá-lo a compreender pelo que ele está passando. Pode ajudá-lo a entender por que respostas desdenhosas nunca irão ajudar. Como objeto do ciúme, você sabe o quanto é difícil se sentir acusado e sob suspeita no contexto de seu relacionamento íntimo. Você pode aprender melhores formas de enfrentar esses sentimentos dolorosos. Este livro vai orientar vocês dois a trabalhar juntos para encontrar compreensão e normas comuns. O ciúme não vai passar simplesmente porque você quer. De fato, ele pode ser alguma coisa que ambos têm que aprender a aceitar, a viver com e até mesmo a respeitar – enquanto reduzem os comportamentos negativos e as discussões dele resultantes.

O objetivo final deste livro é ajudá-lo a entender que, como não é inerentemente ruim e faz parte da natureza humana, o ciúme não é condenável ou algo do que se envergonhar. Na verdade, ele pode ser útil, ajudando-o a descobrir áreas em seu relacionamento que precisam de atenção. Já ajudei centenas de clientes a entender seu ciúme e a se livrar do sofrimento que ele pode acarretar. Leia e veja como você também pode encontrar liberdade.

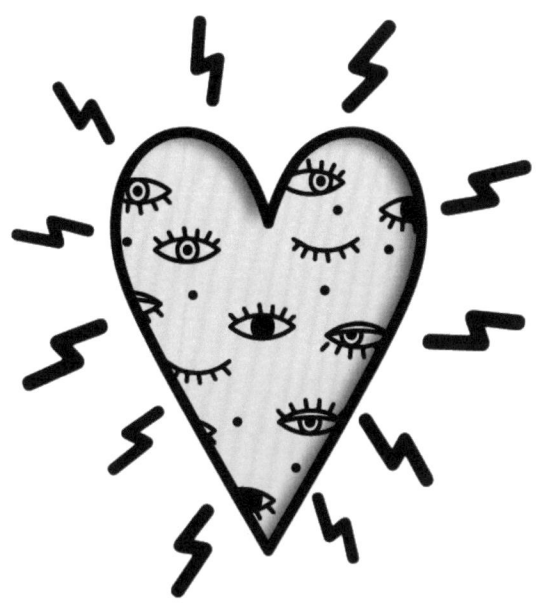

PARTE I
Sobre a paixão do ciúme

1

A evolução das emoções competitivas

Mesmo a pessoa mais racional e lógica pode se sentir oprimida pelo ciúme e dominada pela raiva, pela ansiedade e pela impotência que ele envolve. O psicólogo evolucionista David Buss recorda que, quando estava na faculdade, achava que se tivesse uma namorada e ela quisesse ter relações sexuais com outras pessoas, ele não teria o direito de protestar – não era dono do corpo dela. Ela deveria se sentir livre para fazer o que quisesse. No entanto, quando Buss de fato teve uma namorada, mudou de opinião.[1] Ele não é o único. Quase todos se sentem da mesma maneira.

De todas as emoções que experimentamos, o ciúme é talvez a mais difícil de controlar – e a mais perigosa. Ciúme é a paixão direcionada contra a ameaça de traição ou de abandono. É raiva direcionada a alguém que vemos como um intruso ou competidor. É ressentimento pela pessoa que tememos que abuse de nossa confiança. É visceral, fundamental e, algumas vezes, violento. Podemos nos sentir sobrecarregados, sem controle e tomados por ele. Nosso coração e nossa mente são dominados. E nos sentimos perdidos na ansiedade e na impotência.

O QUE É CIÚME?

O ciúme ocorre quando tememos que nosso *relacionamento especial* esteja ameaçado. Tememos que nosso parceiro ou amigo perca o interesse em nós e forme uma relação mais próxima com outra pessoa. Sentimo-nos ameaçados pela atenção dada a essa outra pessoa. O ciúme não ocorre em um vácuo – na verdade está relacionado a *três pessoas*. É a terceira pessoa que ameaça nosso relacionamento especial. Podemos ter ciúme da pessoa que amamos, de amigos, familiares e colegas de trabalho. Se estivermos infelizes, podemos perceber ameaças de quase todos os que ingressam em nossa esfera social. Tememos que as coisas possam se desfazer rapidamente e que seremos humilhados, marginalizados e abandonados.

Com frequência confundimos ciúme com inveja. Inveja ocorre quando acreditamos que uma pessoa obteve uma *vantagem* em relação a nós – algumas vezes injustamente – e nos ressentimos porque achamos que isso reflete mal em nossa imagem. O *sucesso* dela é o nosso *fracasso*. Temos inveja de pessoas que competem em uma área que valorizamos: se for empresarial, invejamos alguém que está ganhando dinheiro ou que é promovido. Se for na área acadêmica, invejamos alguém que ganha uma bolsa de estudos ou que publica um artigo.

Inveja é sobre *comparação*. Ciúme é sobre *ameaça a um relacionamento*. Embora ciúme e inveja sejam emoções diferentes, frequentemente sentimos ambas em relação a uma mesma pessoa porque as duas têm a ver com nossa sensação de que estamos competindo com outros – e que podemos perder.[2] Neste livro irei focar no ciúme.

COMO EXPERIMENTAMOS CIÚME

Ciúme não é uma emoção única – é uma mistura de muitos sentimentos confusos e poderosos, como raiva, ansiedade, medo, confusão, excitação, impotência, desesperança e tristeza. Na verdade, uma pessoa que está em um relacionamento amoroso pode sentir ciúme por causa de uma infidelidade percebida e ao mesmo tempo se sentir sexualmente excitada com a fantasia dessa infidelidade. Ficamos assim tão confusos porque temos a tendência a acreditar que devemos vivenciar apenas um sentimento de cada vez. Mais ainda, existe amor nessa mistura de sentimentos. Os sentimentos negativos dolorosos podem se misturar com nossos sentimentos positivos de amor. Queremos nos sentir apenas de uma maneira – positiva ou negativa –, mas temos os dois tipos de sentimentos, frequentemente vindo em ondas, frequentemente nos sobrecarregando.

Dizemos que "sentimos" ciúme, mas nosso ciúme também envolve uma grande variedade de tipos de *pensamentos*. Pensamos: "Ele está interessado em outra pessoa" ou "Ela vai me deixar" ou "Meu parceiro jamais deve achar outra pessoa atraente". Temos pensamentos sobre o que deveríamos saber: "Preciso saber exatamente o que está acontecendo". E, se não sabemos o que está acontecendo, pensamos: "O que eu não sei vai me magoar".

Frequentemente tomamos *atitudes* com base em nosso ciúme, buscando reafirmação e fazendo perguntas pontuais. Podemos segui-la, espioná-lo, ler seus *e-mails* e mensagens de texto, seduzi-lo, persuadi-la, verificar seu GPS no carro, cheirar seu perfume, examinar sua mala, perguntar a outras pessoas o que elas sabem e ameaçar nosso parceiro. Nós gritamos, interrogamos, fazemos beicinho, nos afastamos. Agarramo-nos ou evitamos.

Portanto, ciúme não é "apenas um sentimento". É uma gama de emoções, sensações, pensamentos, comportamentos, questionamentos e estratégias para controlar a outra pessoa. O ciúme é motivado pelo desejo insaciável de *saber com certeza o que está acontecendo*, o que nos leva a imaginar todas as coisas terríveis que não sabemos, mas que podem ser verdadeiras. Procuramos saber e controlar. E frequentemente tratamos nossos pensamentos, fantasias e sentimentos como se fossem a própria realidade que tememos. Mas sentimentos não são fatos.

Simplesmente ter um sentimento ou pensamento de ciúme não é o problema principal. Os problemas vêm com todos os comportamentos e estratégias de controle que os acompanham. É a *resposta* o que nos cria problemas. Uma reação em cadeia de ansiedade pode se revelar de forma tão rápida que ficamos completamente surpresos com o que estamos dizendo e fazendo. Em outras palavras, uma coisa é sentir ciúme e outra coisa é agir de acordo com ele. Mais adiante, vamos explorar isso com mais atenção. Primeiramente, para que você tenha mais controle sobre as reações de ciúme, será útil compreendê-lo melhor, tanto o seu quanto o ciúme em geral.

UM ENFOQUE NA EVOLUÇÃO

A grande visão de Darwin nos ajudou a perceber que a história de todas as espécies é a luta pela sobrevivência.[3] Nossos ancestrais eram ameaçados por fome, ataques de estranhos, assassinato pelos membros da própria tribo ou comunidade, estupro e infanticídio. A vida era uma batalha desde o nascimento. E a batalha frequentemente era de uns contra os outros. Podemos pensar em muitas qualidades que parecem ser essenciais para a natureza humana – o apego nos bebês, a defesa contra ameaças, o medo de altura, o medo que o bebê tem de estranhos, a ansiedade ao falar em público, a formação de vínculos fortes com um parceiro e nossos filhos – e reconhecer que cada uma delas é encontrada em muitas outras espécies porque cada uma contribui para a sobrevivência.

Sobrevivência é sobre vencer na competição. Há competição entre irmãos, colegas e pretendentes sexuais. O ciúme é um reconhecimento primordial dessas ameaças. É uma estratégia que evoluiu para nos proteger. Entretanto, em nosso mundo de hoje, ele pode destruir um casamento, afastar os amigos e separar irmãos e irmãs.

Isso quer dizer que o ciúme é justificado e que não há nada que possamos fazer para controlá-lo? Absolutamente não. Saber que nosso ciúme tem suas raízes em nossa evolução não justifica a raiva, a suspeita ou a retaliação dele decorrentes. Podemos ser motivados por temores e ansiedades que foram úteis 100 mil anos atrás, mas agora são disfuncionais. O que funcionou no passado pode falhar conosco hoje.

O conhecimento do modelo evolutivo pode nos ajudar a compreender por que a paixão do ciúme é tão poderosa, tão intensamente emocional. No entanto, assim como nossos medos de altura, água, cães, lugares fechados ou espaços abertos, os medos que alimentam o ciúme sobreviveram a sua utilidade. Os ambientes relevantes para a perspectiva evolutiva não são as cidades e os subúrbios do século XXI. A evolução não justifica o ciúme. Só nos ajuda a compreender por que ele é tão universal e poderoso. Nós não escolhemos ter o cérebro que evoluiu com esses medos.

Nos dias longínquos de nossos ancestrais, que eram continuamente ameaçados, *a vida tinha a ver com sobrevivência* – com a sobrevivência dos genes sendo a mais importante. Uma pessoa pode ter morrido em uma luta, mas, se seus genes sobreviveram, então ela passou no teste da adaptação evolutiva, já que seus traços continuaram na geração seguinte. Duas coisas são essenciais para a adaptação evolutiva: procriação e sobrevivência da prole. Um indivíduo pode procriar e ter muitos bebês, mas, se todos eles morrerem, a adaptação morre com eles. Se ninguém cuidar dos bebês, os genes não sobreviverão. É aí que entra o ciúme.

A EVOLUÇÃO DO CIÚME

A evolução nos ajuda a entender a paixão e o zelo por trás do ciúme: a raiva cega que nos domina tão rapidamente que depois ficamos perplexos com nossos sentimentos e ações; o medo aterrorizante de que nosso parceiro se una a outra pessoa; as formas como podemos detectar a mentira; a habilidade de enganar os outros. Somos arrebatados por paixões intrínsecas que protegeram nossos ancestrais por centenas de milhares de anos – mas essas proteções podem frustrar nossos interesses atuais. São duas as teorias evolutivas relevantes: a *teoria do investimento parental* e a *competição por recursos limitados*. Vamos dar uma olhada nelas.

Teoria do investimento parental

Esta teoria propõe que estaremos mais comprometidos no compartilhamento dos recursos e no cuidado dos jovens se tivermos um alto investimento genético em sua sobrevivência.[4] Temos mais probabilidade de proteger e apoiar os indivíduos que compartilham nossos genes, como filhos, irmãos e parentes próximos. Temos menos probabilidade de proteger e apoiar biologicamente indivíduos com os quais não temos parentesco.

Dessa forma, o ciúme é uma *estratégia protetiva*. Se não tem certeza da paternidade dos filhos de sua parceira, um homem pode acabar cuidando dos genes de um estranho – sacrificando, desse modo, a possibilidade de transmissão de seus próprios genes. Como uma mulher sempre sabe que os bebês são portadores de seus genes, seu ciúme é menos determinado pela paternidade ou comportamento sexual e mais influenciado por sua preocupação com a proteção e os recursos que um parceiro proporciona. Uma mulher quer se assegurar de que vai receber proteção e apoio de seu parceiro porque isso aumenta a chance de sobrevivência de seus descendentes. Ambos se defenderão contra os competidores. Homens e mulheres se tornam ciumentos quando seu investimento genético é ameaçado.

Consistentemente com essa teoria, pesquisas mostram que os homens têm mais probabilidade de sentir ciúme de *infidelidade sexual* percebida, porque ela coloca em questão a paternidade. As mulheres têm mais probabilidade de sentir ciúme quando percebem *proximidade emocional* entre o parceiro e outra mulher, porque ela sugere que os recursos e a proteção serão dados a outra pessoa. Embora tanto homens quanto mulheres possam ter os dois tipos de sentimento de ciúme, os homens têm mais probabilidade de expressar *ciúme sexual*, enquanto as mulheres têm mais probabilidade de expressar *ciúme do vínculo*.[5]

Se o ciúme tem uma base evolucionária, devemos encontrá-lo em outras culturas. E realmente encontramos. De fato, a diferença de gênero – os homens mais preocupados com infidelidade sexual, e as mulheres, com infidelidade emocional – foi encontrada nos Estados Unidos, na Alemanha, nos Países Baixos e na China.[6] Ao mesmo tempo, essas predisposições evolutivas são afetadas por diferenças culturais. Em culturas nas quais a honra é enfatizada, o ciúme é muito mais forte nos homens. Todos nós estamos familiarizados com os "crimes de honra" em países como Paquistão e Bangladesh. E a desonra da infidelidade pode fazer a mulher que foi estuprada se casar com o estuprador ou então ser apedrejada até a morte.

Competição por recursos limitados

A segunda teoria evolutiva do ciúme enfatiza a competição pelos recursos. Ela nos ajuda a compreender o ciúme em bebês e o ciúme entre irmãos. Como os irmãos podem estar em competição entre si por alimento e pela proteção de seus pais, pode surgir ciúme – e frequentemente surge. Os bebês podem ter ciúme da atenção que sua mãe dá a outro bebê. Em um estudo com bebês de 6 meses, os pesquisadores constataram que eles mostram sinais de desconforto e se esforçam muito mais para atrair a atenção da mãe quando ela interage com outro bebê do que quando se envolve com um objeto não humano.[7] Um bebê real representa uma ameaça maior do que um objeto inanimado.

> Gary, 4 anos, ficou tão entusiasmado quanto apreensivo com sua nova irmã, Phyllis. Mas, à medida que ela foi crescendo, ele sentiu que havia uma ameaça a sua relação especial com sua mãe e seu pai. Ele alternava entre brincar com Phyllis e pegar as coisas dela, e até mesmo começou a regredir para um comportamento mais infantil.

Por que irmãos entrariam em competição entre si? Os recursos alimentares eram escassos durante a maior parte da evolução de nossa espécie. Os irmãos tinham que competir por alimento, atenção e proteção. Algumas espécies produzem descendentes em excesso, e, em consequência, a ninhada pode morrer de fome. Essa produção excessiva de descendentes pode ser vista como uma estratégia para assegurar que alguns sobrevivam. Contudo, isso provoca competição entre os irmãos, algumas vezes até a morte. Os porcos frequentemente produzem mais filhotes do que o número de tetas disponíveis para alimentá-los. Os porquinhos que não são fortes e competitivos irão morrer. Os teóricos evolucionistas descrevem essa tendência a produzir descendentes em excesso como "armazenamento". Por mais sombrio que possa parecer, isso aponta para a natureza fundamental do ciúme em um *mundo competitivo*.

A rivalidade entre irmãos faz sentido. Da mesma forma, em um mundo de escassez, ser excluído de amizades e alianças também pode ser prejudicial. Se meus ancestrais pré-históricos tivessem sido marginalizados por seus pares na tribo, provavelmente não teriam desfrutado dos benefícios de uma caçada. E teriam morrido de fome. O que significa que hoje eu não estaria aqui.

O ciúme é comum em várias espécies. Quando donos de animais de estimação descreveram o que percebiam como ciúme em seus bichinhos, a seguinte classificação foi observada: cães (81%), cavalos (79%), gatos (66%), pássaros (67%) e ratos (47%).[8] Os cães expressam ciúme de outros cães e irão rosnar, atacar e se colocar entre eles e seu humano. O que eu sei é que nossos dois gatos – Danny e Frankie – começaram uma relação maravilhosa quando adotamos Frankie com quatro semanas de vida. Eles brincavam e dormiam juntos; cuidavam um do outro. No entanto, quando Frankie cresceu, ficou adulto e se tornou um grande gato alfa, ele tinha muito ciúme de qualquer atenção que fosse dada a Danny, o que ficou claro por seu comportamento agressivo. Assim como os humanos, nossos animais de estimação também são ciumentos. Nós compartilhamos os dois aspectos evolutivos por trás do ciúme.

UMA PERSPECTIVA HISTÓRICA

Histórias de ciúme são mais antigas do que a palavra escrita. O ciúme de Caim por Abel macula os primórdios da humanidade no Gênesis. Também marca a natureza da relação do Deus judaico-cristão com seu povo, consagrada no primeiro mandamento e proclamada no livro do Êxodo: "Não te curvarás diante delas, nem as servirás; pois eu, o SENHOR teu Deus, sou um Deus ciumento".[9]

O ciúme foi central para a mitologia e a literatura gregas. A deusa Hera tinha ciúme das muitas outras mulheres que atraíam a atenção de seu marido, Zeus. Quando Jasão traiu sua esposa, Medeia, ela assassinou seus filhos como vingança. A traição de Helena a seu marido, Menelau, desencadeou a Guerra de Troia.

Na Europa medieval, o ciúme era visto como uma emoção necessária, até mesmo positiva, que estava associada à honra. O autor do século XII Andreas Capellanus descreveu a importância da intensidade do amor e do ciúme em seu livro *The art of courtly love*. Ele escreveu: "O amor não pode existir no indivíduo que não pode ser ciumento" e "Desconfiança do ser amado gera ciúme e, portanto, intensifica o amor".[10] Para o nobre cavaleiro em busca do amor, era desonroso não lutar quando "provocado" o ciúme. Em *Otelo*, de Shakespeare, o malicioso Iago cria uma armadilha para Otelo lançando dúvida sobre a fidelidade de sua esposa, Desdêmona. Otelo descreve seu ciúme – o que o leva a assassinar a esposa fiel – como a emoção "daquele que amou não prudentemente, porém demais".[11] Embora suas ações tenham sido horrendas, elas foram feitas por amor e pela honra. Ele é, portanto, o herói trágico da peça – não o vilão.

No século XIX, o ciúme passou a ser visto cada vez mais como uma interferência na harmonia doméstica. O período vitoriano enfatizava a tranquilidade doméstica e o controle de emoções poderosas. O ciúme foi efetivamente banido porque era considerado perturbador da harmonia da família vitoriana.

Atualmente, na América e em boa parte da Europa Ocidental, é esperado que o ciúme seja algo do que sentir vergonha e a ser escondido. Pesquisas indicam que os norte-americanos têm maior probabilidade do que pessoas em outras culturas ocidentais de acreditar que seu ciúme é um sinal de que há algo de errado com eles.[12] De certo modo, *o ciúme foi para a clandestinidade*. Não mais um emblema de amor e honra, ele se tornou um símbolo de incapacidade de confiar, falta de autocontrole, neurose e vergonha. No entanto, ele definitivamente não desapareceu, nem na cultura popular, nem em nossas vidas. Canções populares – como "I Heard It Through the Grapevine", "Every Breath You Take", "Hey Jealousy" e "Jealous Guy" – mostram que nunca estamos sozinhos com essa emoção. E hoje existem mais espaços para a infidelidade, para o contato com estranhos, para fazer *download* de pornografia ou ter um encontro *on-line*. Cada uma dessas "oportunidades" pode deixar alguns de nós inseguros, criando um sentimento devastador de incerteza. No novo milênio, estamos cercados de mídias que provocam insegurança, desde as mensagens incessantes sobre como nossos corpos devem parecer até representações totalmente irrealistas do sexo na pornografia. É mais fácil "espionar" um ao outro, mas não é mais fácil saber a verdade sobre cada um. Se quisermos alimentar nosso ciúme, há muito combustível por aí.

CIÚME EM FAMÍLIAS RECONSTITUÍDAS

Embora a tendência seja pensarmos que o ciúme acontece mais frequentemente nos relacionamentos íntimos, ele também pode ser um problema em qualquer relacionamento importante. O ciúme costuma ser um problema em "famílias reconstituídas", nas quais os filhos estão envolvidos com pais divorciados, padrastos e madrastas, meios-irmãos e meias-irmãs. Há 100 milhões de norte-americanos em um relacionamento de família reconstituída, e 35% de todos os lares com casais incluem enteados.[13] Até existe um *website* no Reino Unido para padrastos e madrastas que se sentem competindo com seus enteados ou se ressentem com eles.[14] Quando os pais se divorciam e surge um novo parceiro para a mãe ou o pai, os filhos têm sentimentos de traição, raiva, ansiedade, ressentimento – em uma palavra, *ciúme*.

Kara tinha 30 e poucos anos e estava casada quando soube que seu pai, divorciado, tinha uma nova parceira e queria que ela a conhecesse. Como ocorre com muitos filhos adultos de pais divorciados, essa nova parte da dinâmica da família desencadeou ressentimento: "como ele pode achar que eu iria querer conhecê-la? Ele acabou de abandonar minha mãe. Ele mentiu para mim sobre o casamento deles. Como eu posso confiar nele?". Ela via a nova parceira do pai como uma intrusa indesejada – uma interesseira – que havia separado a família. Kara achava que sua relação especial com o pai havia acabado, que sua nova parceira a substituiria e a seu irmão, e que tinha que ser leal a sua mãe. Tudo isso significava que ela devia se manter apegada a seu ressentimento em relação ao pai.

CIÚME NO TRABALHO

A estabilidade no trabalho está continuamente em questão, pois é uma coisa bastante rara de se ter. Em 2012, o tempo médio de permanência em um emprego era de 4,2 anos.[15] Como consequência, há uma gama enorme de oportunidades para ciúme: "Jake recebe as melhores tarefas", "Donna foi promovida – eu também deveria ter sido!", "Eric sempre sai para almoçar com nosso chefe, e eu nunca fui convidado", "Parece que todos ganham prêmio pelo trabalho excelente, menos eu". O *status* na dinâmica de uma empresa pode depender de quem o chefe favorece – e de quem é incluído ou excluído.

Marianne frequentemente achava que suas colegas a excluíam: "Elas não me convidam para sair. Elas fazem coisas sem mim". Ela se afastou, mas continuou se queixando de que o chefe não a estava promovendo. Esses ressentimento e ciúme se transformaram em um abismo entre ela e todos os outros no trabalho. Sentindo-se excluída, ela começou a se excluir.
E as coisas pioraram ainda mais.

O CIÚME É REFORÇADO PELAS MÍDIAS SOCIAIS

As mídias sociais dão a todos nós oportunidades de sentir que fomos desprezados, rejeitados ou deixados sozinhos porque os outros parecem desfrutar das amizades e dos relacionamentos que sempre desejamos para nós. Dizemos a nós mesmos: "Por que não fui convidado para essa festa?", "Há alguma razão para eu não ter sido marcado?", "A vida dela é perfeita, há tanta coisa faltando na minha", "Se ao menos eu tivesse dinheiro para viajar como ela".

Quando Paul viu as postagens de Ron no Facebook, notou que Ron estava com Larry, Ken e Nancy em um passeio de barco, se divertindo – sem ele.

Paul consumiu-se de ressentimento e sentiu-se publicamente humilhado, pois foi lembrado de que havia sido deixado de fora mais uma vez.

MENSAGENS PARA LEVAR COM VOCÊ

Há inúmeros pontos importantes neste capítulo que podem ajudá-lo a entender que você não está sozinho. Apresento esta síntese para que leve as mensagens com você.

- O ciúme é uma emoção poderosa que inclui ansiedade, raiva, impotência, desesperança e tristeza.
- Existe uma diferença entre "sentir" ciúme e "agir" com base no ciúme.
- Você não está sozinho – quase todos podem ser levados a sentir ciúme.
- A evolução incluiu o ciúme na natureza humana.
- O ciúme é uma estratégia protetiva que está baseada no investimento parental (protegendo o investimento genético na prole) e na competição por recursos (rivalidade entre irmãos).
- O ciúme masculino está mais focado nas ameaças sexuais, enquanto o ciúme feminino está mais focado na proximidade emocional.
- O ciúme tem uma longa história, desde a Antiguidade até o presente.
- O ciúme pode ser encontrado em bebês, crianças, animais e em muitas culturas.

Agora você pode reconhecer que o ciúme faz parte da natureza humana e que sua força e paixão podem se originar de respostas instintivas que tomam conta de nós. Esse é um fundamento importante para você lembrar quando considerar suas próprias dificuldades com ciúme. No próximo capítulo, você poderá avaliar seu ciúme e examinar como ele impacta seus relacionamentos. Nos capítulos seguintes, poderá examinar como o ciúme está relacionado à história de seus relacionamentos, sua personalidade e suas crenças. Quanto mais compreender o ciúme e como o experimenta, mais será capaz de lidar com esses sentimentos.

2

O ciúme é um problema para você?

Todos nós estamos vulneráveis a sentir ciúme às vezes, portanto a pergunta a ser considerada é: o ciúme se tornou um problema para você? Você tem direito a ter seus sentimentos, mas é importante examinar o quanto o ciúme está afetando sua vida diária. Você pode avaliar se ele está interferindo no seu relacionamento íntimo, nas amizades, nas relações familiares e em interações com os colegas de trabalho.

- Você reclama, fica amuado, rumina, se ressente, evita ou desacredita a família, amigos e colegas devido aos seus sentimentos de ciúme?
- Seu ciúme já fez relacionamentos acabarem abruptamente?
- Você se mantém apegado a ressentimentos por longos períodos de tempo?
- Já se queixou de colegas, e fazer isso colocou seu emprego em risco?
- Acha que não consegue se afastar de seus pensamentos e sentimentos de ciúme?
- O ciúme o domina tanto que você sente que não tem escolha em suas ações?
- Seu ciúme o deixa deprimido?
- Você algumas vezes se sente sem esperança, não só acerca de seu relacionamento atual, mas também quanto a sua habilidade para ter um relacionamento sem ser dominado pelo ciúme?
- Seu ciúme já o levou a dizer coisas das quais depois se arrependeu?

Você pode fazer uma avaliação honesta de seus pensamentos, sentimentos e comportamentos de ciúme preenchendo um questionário. O questionário avalia respostas a 30 perguntas, as quais estão relacionadas aos desencadeantes de ciúme e ao modo como você responde a eles.

A ESCALA DO CIÚME

Esta escala avalia uma gama de respostas possíveis e a frequência de seus sentimentos de ciúme. O foco está em como você está vivenciando e respondendo aos eventos em seu relacionamento. Suas respostas não significam que você não tem direito aos seus sentimentos, pensamentos ou comportamentos. E não significam que seu parceiro é completamente inocente ou que você não tem motivos para ter ciúme. Essa escala é direcionada a parceiros íntimos e casais heterossexuais, mas, se você faz parte de um casal *gay*, pode pensar em seu parceiro ou cônjuge. Se não estiver em um relacionamento atualmente, pense em relacionamentos passados.

Procure responder a cada pergunta com a maior precisão possível. Não tente ser racional, razoável ou bem ajustado. Pense em cada pergunta em termos de como você a responderia quando fica incomodado ou aborrecido. Não há respostas certas ou erradas. Estamos interessados em como você pensa, sente, age e se comunica quando certas coisas acontecem em seu relacionamento.

Classifique os seguintes comportamentos, pensamentos e sentimentos em que você se engajou por causa de seus pensamentos e sentimentos de ciúme.

Em uma folha de papel, anote o número que indica a frequência com que você se engaja nestes comportamentos:

Nunca	0
Raramente	1
Às vezes	2
Frequentemente	3
Sempre	4

1. Questiono meu parceiro sobre seus relacionamentos passados.
2. Fico perturbado quando escuto sobre seus relacionamentos passados.
3. Eu me comparo com seus parceiros do passado, e isso me incomoda.
4. Questiono meu parceiro para descobrir o que está acontecendo.
5. Pergunto a meu parceiro com quem ele estava falando, ou ao lado de quem se sentou, quando ele sai sem mim.
6. Procuro interromper conversas que meu parceiro tem com pessoas do sexo oposto.
7. Procuro examinar os *e-mails* ou mensagens de texto do meu parceiro.
8. Examino as ligações telefônicas ou mensagens do meu parceiro.
9. Examino o GPS do meu parceiro para descobrir onde ele esteve.
10. Busco reafirmação do meu parceiro de que posso confiar nele.

11. Eu me afasto do meu parceiro quando fico desconfiado.
12. Acuso meu parceiro de estar interessado em outra pessoa.
13. Suplico a meu parceiro para não flertar com outras pessoas.
14. Critico meu parceiro ou digo coisas negativas sobre pessoas em quem acho que ele pode estar interessado.
15. Tento fazer meu parceiro se sentir culpado.
16. Tento provocar meu parceiro para entrar em uma discussão quando estou com ciúme.
17. Tento seduzir meu parceiro para obter reafirmação ou me sentir melhor quando estou com ciúme.
18. Sigo meu parceiro para descobrir o que está acontecendo.
19. Ameaço meu parceiro com rompimento, separação ou divórcio.
20. Ameaço meu parceiro com violência.
21. Já fui violento quando fiquei com ciúme.
22. Tento impedir que meu parceiro vá embora ou faça coisas.
23. Eu me critico para meu parceiro.
24. Procuro parceiros alternativos.
25. Flerto com outras pessoas para tentar deixar meu parceiro com ciúme.
26. Não confio no meu parceiro.
27. Eu me preocupo que meu parceiro possa ser infiel.
28. Não gosto quando meu parceiro tem colegas ou amigos do sexo oposto que são atraentes para ele.
29. Fico incomodado se meu parceiro toca ou beija alguém ou dança com outra pessoa.
30. Fico incomodado se alguém do sexo oposto parece interessado em meu parceiro.

Examine suas respostas às perguntas. Existe um padrão? Você fica ansioso, com raiva ou incomodado quando pensa em seu parceiro e outra pessoa? Se respondeu "Às vezes" a quatro ou mais dessas perguntas, então o ciúme pode ser um problema em seu relacionamento atual ou nos passados. Se seu escore total for acima de 12, você provavelmente está passando por um sofrimento significativo devido ao ciúme.

LIDANDO COM SENTIMENTOS DE CIÚME

O que deve ser examinado em seguida é como você lida com seus sentimentos de ciúme – o que realmente faz? Isso inclui interrogar, checar, seguir, afastar-se e outros comportamentos.

- Você fala com seu parceiro como se ele precisasse se defender?
- Insinua que não pode confiar nele?
- Examina suas mídias sociais, telefone, *e-mail*, GPS?
- Pergunta a outras pessoas o que elas sabem?
- Fica amuado, se afasta, fica indisponível, evita o sexo?

Talvez você tente limitar as ações do seu parceiro – tentando impedi-lo de se encontrar com pessoas por quem se sente ameaçado.

- Você tenta convencer seu parceiro a não socializar com certas pessoas por causa de seu ciúme?
- Diz ao seu parceiro que precisa acompanhá-lo quando ele socializa?
- Diz ao seu parceiro que ele deve fazer contato frequente com você quando não estiverem juntos?
- Pede que outras pessoas forneçam informações sobre seu parceiro?

O ciúme pode levar sua mente a remoer o passado, ou o que está acontecendo atualmente. Isso pode deixá-lo preocupado com seu próprio futuro – o que seu parceiro pode fazer ou como você ficaria sem ele. Examine como o ciúme o leva a pensar sobre experiências com colegas, amigos e familiares.

- Você rumina sobre as relações passadas do seu parceiro?
- Frequentemente se compara com os parceiros que ele teve antes de você?
- Sente-se pior em seu relacionamento atual ou consigo mesmo quando pensa nos relacionamentos passados do seu parceiro?
- Pensa que seu parceiro vai procurar outra pessoa e traí-lo?

O ciúme também pode estar relacionado às suas dúvidas sobre si mesmo.

- Você acha que, se outras pessoas forem interessantes e atraentes para seu parceiro, isso significa que você é inferior?
- Conclui que, se um amigo está passando mais tempo com outra pessoa, é porque você é enfadonho?

O ciúme pode afetar seu relacionamento de muitas formas. Considere se alguma destas afirmações se aplica a sua experiência com um parceiro, familiar, amigo ou colega de trabalho:

- Tem mais discussões
- Afasta-se

- Apega-se
- Faz exigências
- Briga
- Evita
- Sente-se infeliz no relacionamento
- Faz sexo com menos frequência
- Sente menos afeição

Enquanto examina as formas de lidar com o ciúme, considere a experiência de Ken. Ele estava namorando Louise havia sete meses. Ela era ativa sexualmente antes de conhecê-lo, e ele também havia tido muitas namoradas e experiências sexuais. Mas Ken agora tem a preocupação de que não pode confiar em Louise. Quando respondeu à Escala do Ciúme e examinou as perguntas sobre enfrentamento, ele disse que:

- Acredita que Juan, a quem Louise descreve como um amigo, está interessado em um relacionamento amoroso ou sexual com ela.
- Acha que ela pode estar interessada em Juan como mais do que um amigo.
- Fica muito contrariado quando ela ocasionalmente trabalha em projetos com outros homens em seu emprego.
- Questiona Louise sobre suas mensagens de texto com Juan e outros homens.
- Controla sua página no Facebook para ver se há alguma fotografia dela com algum homem, especialmente Juan.
- Questiona o que ela fez na noite anterior.
- Acusa Louise de estar interessada em Juan.
- Tentou *hackear* a conta de *e-mail* dela.
- Considerou a possibilidade de segui-la.

Embora nada parecesse indicar que Louise fosse infiel, ele "precisa averiguar com certeza" se pode confiar nela.

IMAGINANDO A VIDA SEM CIÚME

Você pode não ser tão ciumento quanto Ken – ou pode ser mais ciumento que ele. Em ambos os casos, responder a essas perguntas deve lhe dar uma noção sobre se o ciúme está ou não tomando conta de sua vida. Agora que analisou as perguntas, pense em como se sentiria se estivesse tendo menos ciúme.

- Em que aspectos seu relacionamento iria melhorar?
- Você conseguiria se comunicar melhor se fosse menos dominado pelo ciúme?

- Você se sentiria menos ansioso, menos triste ou menos arrependido das coisas que diz ou faz?
- O que seu parceiro pensaria a seu respeito se você fosse menos ciumento?

Isso não significa que você não tem direito a ter seus sentimentos. O propósito deste capítulo é ajudá-lo a perceber o grau em que esses sentimentos tomam conta de você, deixam-no preocupado e interferindo em uma série de experiências dentro e fora de seu relacionamento. No próximo capítulo, examinaremos como sua história de relacionamentos e suas crenças sobre eles podem contribuir para o ciúme.

3

Apego e compromisso

Quando Steve era criança, seus pais pareciam estar sempre brigando. Quando seu pai vinha para casa, sua mãe parecia com raiva, agitada e preocupada. "Por onde você andou?", ela gritava. Em duas ocasiões, seu pai saiu de casa – uma vez por uma semana, outra por dois meses –, mas sempre voltava. Steve tinha a preocupação de que ele nunca mais voltasse. E também se preocupava que, se sua mãe fosse embora, ficaria sozinho, sem ninguém para cuidar dele. Steve se sentava em seu quarto, chorando e pensando: "Eles vão me deixar sozinho". Com frequência fingia estar doente para que pudesse permanecer em casa, sem ir à escola, para ficar com a mãe; era onde ele se sentia seguro. Não suportava a ideia de dormir fora em um acampamento. Quando tinha 11 anos, Steve ficou sabendo que seu pai costumava ter casos. Sua mãe gritava com ele, dizendo que era um malandro e que não podia confiar nele.

Assim como ocorreu com Steve, sua história de relacionamentos íntimos ainda pode estar afetando você. Experiências da infância e ao longo de sua vida podem compor o cenário para desconfiança, preocupações com traição e o sentimento de que não pode mesmo confiar nas pessoas. Se seus pais ameaçavam separação, se houve doença na família – ou morte –, você pode ter desenvolvido a crença de que as pessoas em quem confia irão deixá-lo. Seus temores ciumentos de hoje podem refletir danos emocionais do passado.

SEU ESTILO DE APEGO

Somos diferentes uns dos outros no quanto nos sentimos seguros em nossos vínculos com as pessoas. Nosso estilo de apego começa a se desenvolver durante a infância. Os bebês tendem a apresentar um destes quatro tipos diferentes de comportamento quando sua mãe ou seu pai saem do ambiente:

- Alguns bebês são mais ansiosos do que outros. Um bebê pode chorar, protestar, bater com as mãos, parecendo desesperadamente amedrontado.
- Os bebês podem ter um estilo de apego "ansioso-ambivalente", protestando quando a mãe sai do ambiente, mas demonstrando raiva ou indiferença quando ela retorna.
- Alguns têm um estilo "evitativo", em que permanecem relativamente vinculados, mas com frequência parecem receosos de se aproximar da mãe.
- Outros têm um apego seguro. Conseguem tolerar que a mãe saia do ambiente e demonstram entusiasmo quando ela retorna. Bebês com apego seguro ficam confortáveis quando estão sozinhos e têm mais probabilidade de explorar seu ambiente, sabendo que têm uma base segura porque confiam que sua mãe irá voltar.

Segundo a *teoria do apego*, os bebês têm uma predisposição inata a manter proximidade da principal figura parental – geralmente, mas nem sempre, a mãe.[16] O apego de um bebê está baseado no valor adaptativo do relacionamento com um cuidador – para proteção, apoio, alimento e a oportunidade de socializar.

Quando um bebê começa a reconhecer que o retorno da mãe é previsível – que pode confiar que ela retornará –, ele desenvolve uma crença de que a mãe é confiável, receptiva e atenciosa. Isso proporciona um senso de segurança para o bebê, permite que ele explore o ambiente longe da mãe e se acalme sozinho na ausência dela. Ou então um bebê pode desenvolver expectativas de que o cuidador não é confiável, não se importa e não é receptivo.[17] Os teóricos do apego acreditam que esses estilos permanecem durante a vida e afetam o modo como nos sentimos em uma variedade de relacionamentos próximos – especialmente os relacionamentos íntimos.

Se sua experiência de um relacionamento de compromisso é a de que a outra pessoa não é receptiva, confiável e ameaça se separar, então seus relacionamentos adultos podem estar em risco.

SEUS VÍNCULOS PRECOCES

Faça uma retrospectiva de seus vínculos e relacionamentos na infância. Considere estes cenários comuns e veja se algum deles se aplica a você:

- **Você tinha a preocupação de que um dos seus pais ou ambos pudessem abandoná-lo ou de que eles poderiam ficar doentes ou morrer?** Isso pode levá-lo a temer uma perda repentina ou abandono quando adulto.
- **Houve ameaças de separação ou divórcio, ou separação ou divórcio real?** Isso pode ter resultado em um temor de que seu relacionamento mais próximo se rompa.
- **Sua família se mudou muito?** Se você frequentou diferentes escolas ou viveu em diferentes bairros, as relações com outras crianças podem ter sido de curta duração. Talvez elas pegassem no seu pé ou não fossem leais. Isso pode levar a temores de que ficar sozinho o deixará em um mundo hostil onde as pessoas não serão apoiadoras, onde você estará isolado.
- **Alguém que você namorou o decepcionou, o traiu?** Sua história de namoros pode ter resultado em um temor de que alguém irá traí-lo, manipulá-lo ou deixá-lo de repente, então você se tornou hiperfocado nessas ameaças potenciais.

SUA EXPERIÊNCIA NOS RELACIONAMENTOS ÍNTIMOS

É importante examinar seu estilo de experiências nas relações íntimas porque ele pode oferecer uma melhor compreensão de como você se sente quando a intimidade começa a se desenvolver. Usando essa medida, você pode avaliar como se sente nas relações íntimas. Sente-se confortável com a proximidade? Acha a proximidade desagradável, quase como se fosse sufocante e, às vezes, artificial? Você é dependente – e carente? É ansioso em seus relacionamentos íntimos? Analise esta Escala de Apego Adulto para relacionamentos íntimos[18] e reflita sobre como responder.

As perguntas a seguir avaliam como você *geralmente* se sente, então pense em seus relacionamentos passados e presentes com pessoas que foram especialmente importantes, como familiares, parceiros românticos e amigos próximos. Em uma folha de papel, responda a cada afirmação com um número entre 1 e 5 correspondendo a essa escala. Responder com 1 indica que a afirmação absolutamente não é uma característica sua; 5 indica que ela é muito característica; e os outros números indicam os graus intermediários.

Escala de Apego Adulto para relacionamentos íntimos

1	2	3	4	5
Absolutamente não é minha característica				Muito característico para mim

1. Acho relativamente fácil me aproximar das pessoas.
2. Acho difícil me permitir depender de outros.
3. Com frequência me preocupo que outras pessoas possam não me amar.
4. Acho que os outros relutam em se aproximar o quanto eu gostaria.
5. Sinto-me confortável em depender de outros.
6. *Não* me preocupa que as pessoas se aproximem muito de mim.
7. Acho que as pessoas nunca estão disponíveis quando você precisa delas.
8. Sinto-me um pouco *des*confortável em ficar próximo de outras pessoas.
9. Com frequência me preocupo que outras pessoas possam não querer estar perto de mim.
10. Quando demonstro meus sentimentos para outras pessoas, tenho medo de que elas não sintam o mesmo por mim.
11. Com frequência me pergunto se as outras pessoas realmente se importam comigo.
12. Sinto-me confortável desenvolvendo relações próximas com outras pessoas.
13. Sinto-me *des*confortável quando alguém fica emocionalmente muito próximo de mim.
14. Sei que as pessoas estarão disponíveis quando eu precisar delas.
15. Quero me aproximar das pessoas, mas tenho medo de ser magoado.
16. Acho difícil confiar nos outros plenamente.
17. As pessoas com frequência querem que eu seja emocionalmente mais próximo do que me sinto confortável.
18. Não tenho certeza se posso confiar que as pessoas sempre estarão disponíveis quando eu precisar delas.

Suas respostas a essas afirmações se enquadram em três categorias: proximidade, confiança e ansiedade. Pela pontuação de suas respostas às afirmações relacionadas a cada uma dessas categorias, você pode obter mais clareza acerca de seu estilo. Os itens com um asterisco precisam ter o escore invertido, ou seja, mesmo que tenha marcado 1 para classificar sua experiência, você a marcaria com 5. Se avaliou alguma coisa com 2, classifique-a com 4. E vice-versa. Os escores neutros permanecem como 3. Some os escores em cada categoria.

Escala de Proximidade: Mede até que ponto você se sente confortável com proximidade e intimidade. Está relacionada às suas respostas às afirmações 1, 6, 8*, 12, 13* e 17*. Um escore alto aqui indica que você se sente confortável com proximidade e intimidade, e um escore baixo mostra que tem dificuldade em se aproximar ou permitir que outros se aproximem de você.

Escala de Confiança: Mede o quanto você acha que pode confiar que os outros estarão disponíveis quando necessário. Suas respostas às afirmações 2*, 5, 7*, 14, 16* e 18* fazem parte desta escala. Um escore alto aqui indica que você acha que realmente pode confiar e depender dos outros, e um escore baixo mostra que é difícil depender dos outros.

Escala de Ansiedade: Mede o quanto você se preocupa com a possibilidade de ser rejeitado ou não ser amado e está relacionada às afirmações 3, 4, 9, 10, 11 e 15. Um escore alto indica que você fica ansioso com as pessoas em relacionamentos próximos, e um escore baixo mostra que não é particularmente ansioso nesses relacionamentos.

Quando levar em consideração o que suas respostas às afirmações na escala indicam sobre seu estilo, poderá obter maior clareza ao formular para si mesmo estas perguntas:

- Você se sente confortável ou desconfortável com a proximidade nos relacionamentos?
- Se você se sente desconfortável em um relacionamento próximo, o quanto de proximidade o incomoda?
- Em um relacionamento íntimo, você se preocupa com a possibilidade de se perder, de ter sua identidade ameaçada ou de ter sua liberdade limitada?
- Preocupa-se com a possibilidade de ser controlado por alguém?
- Acha que não pode contar com as pessoas ou que elas irão decepcioná-lo, magoá-lo ou não ser prestativas?
- Você consegue pensar em exemplos específicos de ocasiões em que outras pessoas o decepcionaram?
- Tem exemplos de pessoas com quem pode contar?
- Você frequentemente se sente ansioso em relacionamentos íntimos, como se as pessoas fossem abandoná-lo ou não se importassem com você o quanto deseja ou precisa?
- Dê alguns exemplos de pessoas que o abandonaram ou não se preocuparam o suficiente.
- Dê exemplos de relacionamentos em que você não se sente ansioso.

Assim como os estilos de apego, seu nível de conforto com a proximidade está relacionado ao quanto você é ciumento. Se não se sente confortável com a proximidade, é *menos provável* que seja ciumento. Isso ocorre porque provavelmente você não depende tanto do relacionamento para sua felicidade. Entretanto, sua esquiva de proximidade também pode dificultar o desenvolvimento de um relacionamento íntimo.[19] Um indivíduo tem menos probabilidade de ser ciumento se mantiver alguma distância ou não ficar próximo de seu parceiro. Aqueles com estilo de apego seguro são os menos ciumentos.[20]

As pessoas que são inseguras quanto aos seus vínculos têm *mais probabilidade* de ser ciumentas. Se você tem tendência à ansiedade em relacionamentos íntimos, talvez relute em se aproximar porque teme perder o relacionamento. E, quando está próximo, sua insegurança aumenta porque tem mais a perder e teme não ser capaz de lidar com a perda.

Todos diferem quanto ao desejo de proximidade; algumas pessoas se sentem ansiosas em relação a qualquer ameaça ao relacionamento, e outras se sentem ameaçadas pela proximidade excessiva. Por exemplo, a pessoa que é objeto de ciúme pode se sentir controlada, engolfada ou sobrecarregada pelas demandas do parceiro ciumento. Ela pode, portanto, buscar distância erguendo barreiras à proximidade, que podem alimentar a narrativa do ciúme.

Em relacionamentos íntimos, frequentemente pressupomos que os dois desejam a mesma coisa – mas uma pessoa pode querer proximidade, enquanto a outra pode preferir que o parceiro esteja por perto, mas nunca muito perto. Como seu parceiro se sente em relação à proximidade?

SUA HISTÓRIA DE RELACIONAMENTOS

Você também pode examinar o ciúme pela perspectiva de sua história pessoal com relacionamentos desde a infância até o momento presente.

> Brian descobriu que seu pai – que se retratava como um devoto frequentador da igreja – tinha uma série de relacionamentos com outras mulheres além de sua mãe. Mas seu irmão não lhe contou isso até que ele tivesse 20 anos de idade, gerando nele a ideia de que as pessoas irão lhe esconder a verdade. Esse senso inicial de desconfiança contribuiu para sua desconfiança de sua esposa.

Se sua infância incluiu infidelidade por parte de um de seus pais, ou de ambos, é possível que você confie menos nas pessoas. Isso pode estabelecer um viés em sua mente, levando-o a pensar: "Não podemos confiar nas pessoas nos relacionamentos íntimos".

Se seus pais não respondiam às suas necessidades ou não as atendiam de forma confiável, você pode ter tendência a acreditar que não pode confiar que seu parceiro atual estará lá para ajudá-lo. Se seus pais invalidaram seus sentimentos e percepções, ensinando, assim, que você não pode confiar no que pensa e sente, você pode ser propenso a ter ciúme.

Penny não confiava em seu parceiro. Quando criança, se precisasse de sua mãe enquanto esta falava com amigas ao telefone, ela ficava brava com Penny. A mãe nunca teve tempo para as necessidades da filha. Como resultado, Penny achava que seu parceiro também não merecia confiança, pois acreditava que ele favoreceria outra pessoa em detrimento dela.

Sua capacidade para confiar nas pessoas também pode ser afetada por uma história de relacionamentos problemáticos. Se você escolheu parceiros que são narcisistas ou desonestos, é mais provável que acredite que não se pode confiar nas pessoas nos relacionamentos.

Zoey se sentia atraída por homens frios e indisponíveis. Teve uma série de relacionamentos com homens que pareciam excepcionalmente incapazes de firmar algum compromisso com ela. No início, isso despertava seu interesse porque ela associava o fato de eles serem inatingíveis à ideia de que eram desejáveis. E Zoey acreditava que seria capaz de convencê-los de que ela era a pessoa certa para eles. Isso inevitavelmente levava a frustrações. Ela tinha várias crenças subjacentes: a de não merecer um compromisso real, a de que homens inatingíveis são mais interessantes e a de que o tipo de homem que quer compromisso geralmente é entediante. A atração de Zoey levava a experiências que confirmavam que os homens a trairiam, que ela não merecia um parceiro leal e que estava fadada a constantes rejeições ou traições. Escolher alguém que fosse honesto, confiável e – talvez – um pouco mais entediante a ajudaria a reconhecer que os relacionamentos não têm de ser fadados ao fracasso.

Em muitos casos, não poderíamos ter previsto que aconteceria uma traição. Mas aconteceu, e os efeitos permanecem conosco.

Helen descreveu seu relacionamento com seu marido como convencional – com três filhos e uma casa no subúrbio, eles comemoravam os feriados e iam à igreja juntos. Ela achava que tinha o típico casamento de classe média, com o qual podia contar. Mas então, para sua grande surpresa, descobriu que seu marido tinha um caso havia muito tempo. Depois do divórcio, ficou sabendo que ele havia tido vários casos durante o período em que eram casados. Isso abriu o precedente para desconfianças futuras.

SEU COMPROMISSO E INVESTIMENTO

O ciúme pode depender de seu nível de compromisso e investimento no relacionamento. Durante os primeiros estágios de um relacionamento, há pouco investimento – portanto, o ciúme é mínimo. Se você só tivesse um encontro com alguém, não teria muito a perder. No entanto, à medida que vai se envolvendo, você investiu mais e tem mais a perder.

> Quando Steve começou a sair com Rachel, ele foi atraído por muitas coisas: ela era bonita, tinha ótimo senso de humor e um espírito livre. Muito embora ela tivesse uma origem tradicional, já havia tido experiências sexuais e também morado sozinha. Ele estava empolgado em conhecê-la durante as primeiras semanas do relacionamento porque achava que seu espírito livre e a experimentação com sexo eram um atrativo. Ela era espontânea, aberta, emocionalmente intensa e estava muito interessada nele. Ele sentia pouco ciúme – Steve só estava entusiasmado com Rachel. Entretanto, depois que alguns meses se passaram e ele se apaixonou por ela, tornou-se obcecado com pensamentos e sentimentos de ciúme. Ruminava sobre as experiências passadas dela e se perguntava se ele não seria apenas mais um experimento. Quanto mais comprometido ele ficava, mais desconfiado se sentia.

Por que Steve se tornou ciumento de repente? Porque ele tinha mais a perder, mas, ao mesmo tempo, ele e Rachel não tinham um compromisso firme. Durante essa primeira metade do relacionamento, existe investimento – mas também existe *incerteza*. Você simplesmente não sabe se o relacionamento irá durar. Ele pode terminar. Essa incerteza torna o ciúme mais comum durante a fase intermediária antes de vocês firmarem o compromisso de ficar juntos.

Como a maioria dos relacionamentos continua por anos, o ciúme diminui – a não ser, é claro, que alguém tenha um caso. Em um relacionamento bem-estabelecido e duradouro, há menos incerteza, portanto, há menos ciúme.[21] Em um estudo com cem mulheres universitárias, aquelas em relacionamentos de namoro estáveis tinham menor probabilidade de relatar ciúme do que as mulheres que não estavam em relacionamentos estáveis.[22]

O ciúme de Steve tinha muito a ver com o desenvolvimento de maior compromisso e maior investimento. Como o aumento do compromisso durante essa fase intermediária está associado a maior probabilidade de ciúme, é importante examinar como você vê o compromisso por parte de seu parceiro. Algumas pessoas têm mais probabilidade de aceitar uma promessa de fidelidade: "Não vou sair com outras pessoas" ou "Não vou dormir com outras pessoas". Esse pode ser um compromisso suficiente para elas, suficiente para confiar. Outras têm seus próprios critérios de como é expresso o compromisso. Por exemplo, se o parceiro passa muito tempo com os amigos ou sozinho, alguns podem interpretar isso como falta de compromisso. Ou podem pensar: "Ele só quer me ver alguns dias por semana. Isso não é muito compromisso".

Cada um de nós vê o desenvolvimento do compromisso de forma diferente: alguns de nós são pacientes e conseguem permitir que o compromisso se desenvolva à medida que o relacionamento avança no tempo; outros veem compromisso em termos de tudo ou nada. Considere estas crenças comuns para ter uma percepção de seu estilo:

- Meu parceiro deve passar quase todo seu tempo de lazer comigo
- Meu parceiro deve fazer contato comigo diariamente
- Meu parceiro deve dizer que me ama
- Meu parceiro deve fazer coisas para me fazer sentir especial
- Meu parceiro deve planejar atividades futuras comigo
- Meu parceiro não deve ter nenhum segredo

Essa variedade de ideias que podemos ter mostra que duas pessoas em um relacionamento podem ter ideias diferentes sobre compromisso – especialmente quando o relacionamento está se desenvolvendo. Uma pessoa pode querer mais independência ou pode não ter plena certeza sobre como se sente no relacionamento. A outra pessoa pode se sentir completamente comprometida e ter certeza do que quer. Essas diferenças podem desencadear uma dificuldade. Compromisso com frequência é algo que se desenvolve com o tempo, e, nos primeiros estágios de um relacionamento, em geral uma pessoa está mais comprometida do que a outra. Uma pessoa pode fazer testes para ver se a outra tem o tipo de compromisso que ela está procurando. A negociação das diferenças no comprometimento pode ser importante para evitar ter que colocar seu parceiro em teste.

> Lynn achava que Mark não estava comprometido porque ele com frequência queria passar um tempo com seus amigos, sair, beber e ir a festas – geralmente sem ela. Lynn foi paciente no início, mas, depois de alguns meses, começou a achar que ele simplesmente não estava interessado no tipo de relação de compromisso que ela desejava. Quando o confrontou, ele finalmente reconheceu que não gostava de ficar "amarrado" e queria liberdade "para ser ele mesmo". Então ela rompeu o relacionamento.

Lynn e Mark tinham interesses diferentes quanto a proximidade e compromisso e queriam coisas diferentes. Mark queria um relacionamento compartimentado, enquanto Lynn esperava encontrar alguém que fosse um marido em potencial. Em vez de tentar forçá-lo a querer o que ela queria, Lynn decidiu procurar em outro lugar.

No estágio inicial de um relacionamento, há pouco investido e pouco a ser perdido, portanto, é menos provável que ocorra ciúme. À medida que vocês desenvolvem mais compromisso e passam mais tempo juntos, há muito mais a perder se o relacionamento terminar – portanto, há maior probabilidade de ciúme. No entanto, simplesmente passar um tempo juntos pode não equivaler a um compromisso, e, como já vimos, com frequência diferimos uns dos outros em como definimos compromisso. Alguns de nós ficamos confortáveis com o fato de nossos parceiros terem liberdade para passar algum tempo com outras pessoas, enquanto outros podem querer mais sinais de comprometimento com a relação. Se achamos que nossos parceiros estão verdadeiramente comprometidos com nosso relacionamento, é menos provável que sintamos ciúme.

Vocês dois precisam chegar a um acordo sobre como definem compromisso. A questão é: vocês dois querem a mesma coisa? Tentar coagir alguém a se adequar aos seus desejos pode abrir caminho para maior conflito.

INTIMIDADE EMOCIONAL

Seu ciúme também vai depender da intimidade emocional que você experimenta com seu parceiro. Quanto maior a intimidade, mais vulnerável você está a temer a perda dessa intimidade. Raramente somos ciumentos em relacionamentos que vemos como superficiais ou casuais. De fato, algumas pessoas propositalmente desejam manter relacionamentos superficiais de modo a minimizar o risco de serem feridas pela traição ou rejeição. Se o relacionamento for percebido como superficial, então há menos motivo para sentir ciúme. Mas quem não arrisca não petisca.

> Eloise disse: "Eu só quero ser uma garota festeira, você sabe, aquela que dança no bar, bêbada, sem sutiã. Não quero me apaixonar por aquele cara legal que eu poderia amar porque eu sei que ele vai me magoar. Eu sei que não vou poder contar com ele. Desse jeito, eu sei que não vai dar certo, então eu sei que não vou ser magoada".

Evitar intimidade é mais comum do que se poderia esperar. Frequentemente presumimos que todos estão procurando compromisso e intimidade, mas Eloise foi rejeitada por seu parceiro alguns anos antes, e isso a levou a tentar cometer suicídio. Em consequência, ela equipara intimidade e confiança a uma experiência devastadora. Ao manter uma *persona* superficial, foi mais fácil para ela rejeitar qualquer um que estivesse realmente interessado em um relacionamento sério taxando-o de "perdedor". Se você está em um relacionamento com alguém que evita intimidade, e você deseja intimidade, o ciúme pode surgir porque os dois têm expectativas conflitantes.

Quando estão envolvidos problemas de intimidade, algumas pessoas podem tentar provocar uma resposta de ciúme em seus parceiros. Fazer isso é uma forma de buscar a reafirmação de que o parceiro está comprometido, porque quando ele tem comportamentos ciumentos, você pode se sentir tranquilizado. Entretanto, a própria natureza das expressões de ciúme – interrogar, afastar-se, demandar reafirmação e ameaçar – pode aumentar a incerteza no relacionamento. O objeto do ciúme pode se retrair, contra-atacar ou ameaçar terminar o relacionamento, acrescentando, dessa forma, ainda mais ansiedade aos temores de traição e abandono. Mesmo assim, pesquisas mostram que, quando percebemos que nosso parceiro é ciumento, acreditamos que ele nunca irá embora. O resultado é que testamos os parceiros buscando fazê-los sentir ciúme.

Outras razões para intencionalmente fazer os parceiros sentirem ciúme incluem puni-los por alguma coisa que fizeram e competir com eles se estiverem flertando com outra pessoa. Em alguns casos, as pessoas até "cercam suas apostas" e flertam com outras pessoas para se assegurar de que têm uma alternativa no caso de a relação atual terminar. Elas podem flertar com outra pessoa para reforçar a autoestima e provar que ainda são atraentes.

Se alguns desses motivos para deixar o parceiro com ciúme soarem verdadeiros para você, pergunte-se: "que tipo de coisas eu posso fazer para provocar ciúme?" e considere o conflito que resulta disso. Esse conflito com seu parceiro vale a pena? Geralmente é preciso dois para que haja um problema com ciúme. Você não vai construir segurança fazendo o jogo do ciúme.

INCERTEZA E PREOCUPAÇÃO

A incerteza é o principal problema no ciúme – e na ansiedade. Se você está inseguro com o relacionamento, é maior sua probabilidade de se sentir ameaçado com a possibilidade de seu parceiro se interessar por outra pessoa. Isso é especialmente verdadeiro quando você tem algum investimento no relacionamento. Novos amigos ou oportunidades para seu parceiro interagir com novas pessoas podem aumentar esse senso de incerteza, e você pode começar a se preocupar.

A incerteza é um elemento importante na preocupação: os preocupados equacionam incerteza com um mau resultado e encaram-na como inaceitável.[23] Se você tem propensão a se preocupar, poderá acreditar que isso irá reduzir ou eliminar a incerteza e que checar, colher informações e buscar reafirmação irá eliminá-la. Pode pensar: "Não sei com certeza se ela é fiel e preciso saber para que eu possa relaxar", "Não consigo aceitar não saber com certeza – eu preciso saber" ou "Eu preciso saber *imediatamente*".

Incerteza e a necessidade de saber

Embora você possa encarar a preocupação como uma forma de obter certeza, quando não encontra a prova, fica com a incerteza de que a evidência ainda será descoberta. Você pensa: "Talvez haja algo que eu não saiba" e "Preciso descobrir agora!". A combinação de tendência a se preocupar e incerteza percebida, ou real, do relacionamento se somará às suas preocupações ciumentas. Pesquisas apoiam essa informação, pois, quanto maior a incerteza percebida no relacionamento, maior a probabilidade de ciúme.[24] Não saber se transforma em acreditar que o que você não sabe irá magoá-lo. Mas, quando você demanda uma certeza completa, suas tentativas de obter informações suficientes inevitavelmente irão fracassar. Porque o problema com a incerteza é que nunca se pode ter *certeza absoluta*. Na verdade, pode-se ser casado há 10 anos e ainda não saber com certeza se é possível confiar no parceiro.

> Brian estava casado com Sharon havia 14 anos, e seu senso de incerteza aumentou quando ela começou a fazer mais viagens a trabalho. Ele dizia: "Como não sei com certeza o que ela anda fazendo, é possível que ela esteja me traindo. Só não quero ser pego de surpresa. Acho que posso descobrir o que está acontecendo seguindo-a quando ela está aqui e checando seus *e-mails*. Mas isso está me enlouquecendo. Então eu começo a questioná-la, o que a deixa muito irritada, e ela me diz que a estou deixando louca. Ela se distancia, e isso faz eu me sentir ainda pior".
>
> Brian é como muitas pessoas que estão aprisionadas no ciúme – para ele, a incerteza é uma condição intolerável e prediz traição. Ele quer evitar a surpresa, mas vive todos os dias nas garras terríveis de seu ciúme. "Como vou poder algum dia saber com certeza?", ele perguntou, com a voz entrecortada, enquanto tentava evitar o choro.

Incerteza e distância geográfica

É verdade que a distância geográfica se soma à incerteza. Algumas pessoas tentam fazer os relacionamentos darem certo mesmo que estejam separadas por centenas, ou mesmo milhares, de quilômetros. E algumas realmente fazem funcionar. Mas a distância, que dificulta que as pessoas se encontrem, pode se somar à incerteza. Quando reúno histórias pessoais de relacionamentos, muitas pessoas me dizem que tentaram continuar com um namorado da escola apesar de terem ido para faculdades separadas por centenas de quilômetros. Algumas vezes dá certo. Tenho um amigo que conheceu sua futura esposa quando tinha 14 anos. Ela foi para uma faculdade muito distante da dele, eles se casaram no último ano da faculdade e hoje ainda estão casados. Portanto, pode dar certo. Mas nem sempre. Para a maioria das pessoas, distância e incerteza desgastam o relacionamento.

Julie estava tentando continuar um relacionamento com um homem depois que ele se mudou para longe. Eles estavam envolvidos havia oito anos, mas estava ficando cada vez mais difícil se manterem conectados. Eles se encontravam a cada três meses, ele fazia pouco esforço para visitá-la, e ela constantemente se perguntava o que ele andava fazendo.

Incerteza e formação de vínculos com pessoas que já têm vínculos

Você provavelmente fica cheio de incertezas quando forma um vínculo com alguém que já está envolvido com outra pessoa.

Katherine conheceu um homem no reencontro do ensino médio e teve um caso rápido com ele naquele fim de semana. Ele era casado, tinha vários filhos e vivia a centenas de quilômetros de distância. Ela continuou a vê-lo, na esperança de conseguir convencê-lo a deixar sua esposa ou então que conseguisse "compartimentar" esse relacionamento e simplesmente aceitar se encontrar com ele quando pudesse. Ela estava se afundando cada vez mais em uma situação sem nenhuma perspectiva, lutando para contrabalançar a ansiedade e a raiva com a esperança de as coisas darem certo.

O relacionamento era repleto de incerteza. É melhor manter as coisas simples, sem triângulos amorosos, sem compartimentação, sem se contentar em ficar em segundo lugar. Você pode achar que é sofisticado e que consegue lidar com uma situação como essa, porém minha observação é que nossa natureza humana nos leva a formar vínculos que queremos que sejam exclusivos. Portanto, nos enganarmos com a aceitação de um arranjo como esse provavelmente terá um resultado contrário. De fato, quanto mais longe você for nesse tipo de situação, mais difícil será libertar-se dela.

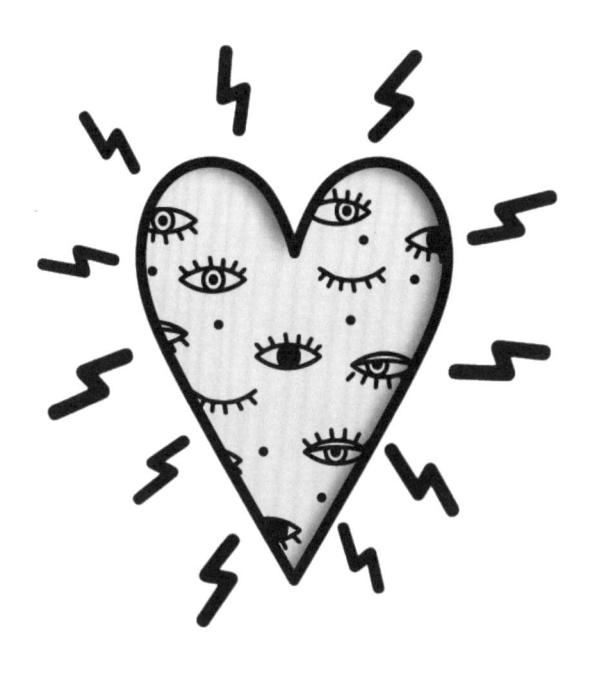

PARTE II
Como o ciúme se torna um problema

4

Sequestrado pela mente ciumenta

O ciúme tem uma mente própria. Quando sentimos ciúme, frequentemente somos sequestrados por pensamentos e sentimentos que nos fazem pensar que estamos desvendando algo, que nosso mundo está desmoronando e que alguma coisa tem de ser feita imediatamente. Achamos que precisamos da resposta neste momento, que nossos sentimentos irão aumentar a menos que nos livremos deles imediatamente e que nosso parceiro vai nos trair a menos que controlemos as coisas neste instante. Os alarmes estão disparando, nos levando à loucura. Somos sequestrados pelos pensamentos e sentimentos da mente ciumenta.

Todas as nossas emoções evoluíram para nos alertar sobre nossas necessidades e eventuais ameaças ao nosso bem-estar. Conforme descrito no Capítulo 1, o ciúme é uma emoção desenvolvida e complexa que foi mantida porque está atrelada à necessidade de proteger nosso investimento genético e garantir que nossa descendência tenha a melhor proteção e o máximo apoio possíveis. No entanto, quando nossos pensamentos e sentimentos são intensos, não estamos refletindo sobre isso – ou mesmo sobre os fatos. Estamos respondendo ao alarme primitivo e poderoso que se encontra em nossa cabeça. *Nós somos sequestrados*.

Quando estamos com ciúme, nosso sistema de detecção de ameaças é ativado. Procuramos algum sinal de que nosso parceiro está interessado em outra pessoa – ou de que outra pessoa está interessada nele. Vemos as outras pessoas como ameaças iminentes, e os pensamentos e sentimentos do nosso parceiro se transformam em sinais potenciais de traição. Nossa mente está determinada a encontrar indícios – não importa o quanto eles possam ser pequenos e sutis.

Neste capítulo, vamos explorar como nossa mente opera quando estamos no Modo Ciúme, que é uma combinação de pensamentos, sentimentos, comportamentos, estratégias e comunicações que frequentemente *operam em conjunto*. O Modo Ciúme é desencadeado por nosso sistema de detecção de ameaças quando ele determina que alguma coisa pode estar acontecendo. Depois que somos capturados pelo Modo Ciúme, temos dificuldades para sair dele. Nossas emoções se intensificam. Quando o Modo Ciúme é ativado e está no controle, ele tem efeitos dramáticos, fazendo-nos, inclusive, levar as coisas para o lado pessoal, fazer leitura mental, prever catástrofes, aplicar ao nosso relacionamento padrões e regras impossíveis, ativando a preocupação como uma forma de lidar com o desconhecido e ruminando todos os aspectos negativos – imaginários ou reais – que nossa mente consegue desenterrar. Como consequência, ficamos ansiosos, agitados, raivosos e deprimidos. Neste capítulo, vamos examinar como nossas predisposições podem aumentar nosso ciúme, mantê-lo e levar-nos a tomar atitudes das quais podemos nos arrepender mais tarde.

A mente ciumenta é composta de quatro partes: *crenças centrais, livros de regras, pensamento enviesado* e *preocupação e ruminação*.[25] Cada componente reforça os demais, nos prendendo em um sistema que faz o seguinte: mantém e elabora a detecção inicial da ameaça; exagera a importância dos eventos; nos direciona para a confirmação de nossos temores; e nos deixa paralisados imaginando o que pode acontecer ou o que achamos que aconteceu. Vamos examinar mais de perto cada um desses componentes.

CRENÇAS CENTRAIS

Temos crenças centrais sobre nós mesmos e sobre os outros que direcionam nosso pensamento ciumento. Crenças centrais são generalidades que descrevem como pensamos sobre as coisas. Elas criam vieses habituais dos quais frequentemente não estamos conscientes. Por exemplo, uma crença central sobre nós mesmos poderia ser "Não mereço ser amado" – não sou interessante, atraente, desejável ou capaz de manter o amor de outra pessoa. Essas crenças centrais são as lentes através das quais você vê o mundo, mas raramente se dá conta de que está usando uma lente. Imagine-se usando óculos de sol o tempo inteiro, o que deixaria tudo mais turvo e mais escuro do que realmente é. Se não se der conta de que está usando esses óculos, acabará pensando que o mundo é sempre escuro. É isso que uma crença central faz. É uma lente que enviesa a forma como você vê as coisas.

Você pode estar usando as lentes do ciúme. Vendo tudo através dessas lentes, e muito pouca luz ou positividade consegue passar através delas e alcançá-lo. Você está preso a sua própria perspectiva.

Quando crenças aparecem como fatos

Podemos confundir nossas crenças e pensamentos com fatos. Isso acontece com frequência. Vejamos um cenário que mostra como isso funciona. Digamos que você esteja em uma cidade estranha e seja tarde da noite. Está sozinho, voltando a pé para seu hotel. Não há mais ninguém na rua. De repente, escuta dois homens caminhando a passos rápidos atrás de você. Então pensa: "Esses caras vão me assaltar – podem até me matar". Seu pensamento de perigo o leva a ficar extremamente ansioso e com medo, você acelera o passo e teme não conseguir escapar.

Mas espere. E se você tivesse um pensamento diferente? E se pensasse: "Esses dois caras são da conferência. Provavelmente estão voltando para o mesmo hotel". Você não se sente ansioso, pode até mesmo se sentir aliviado. Segue no seu ritmo.

Em ambos os casos, os fatos iniciais são os mesmos – estar na rua, tarde da noite, com dois estranhos andando rapidamente atrás de você. O que difere é sua *interpretação* dos fatos, se há perigo ou não há perigo. Nossas interpretações podem ser verdadeiras ou falsas.

Quando estamos ansiosos, com raiva ou tristes, *frequentemente tratamos nossos pensamentos como se fossem fatos*. Os pensamentos surgem em sua mente, fazendo-o chegar a conclusões: seu parceiro deve estar interessado em outra pessoa, ele vai traí-lo, você já não é amado ou especial. Contudo, nem todos os pensamentos são verdadeiros, e você não vai saber até que verifique os fatos.

É uma crença central ou um fato?

Imagine se eu lhe dissesse: "Acho que eu sou uma zebra". Você me olharia com descrença, pensando que estou louco. Então eu insisto: "Eu acredito, 100%, que sou uma zebra". Como descobrimos se a minha confiança procede? Examinamos os fatos. Eu me olho no espelho e fico perplexo ao ver que não tenho listras. Não me pareço com um cavalo.

Quando estamos com raiva ou ansiosos, frequentemente tratamos nossos pensamentos como se fossem verdadeiros. Nossa confiança de que estamos corretos se transforma na prova. Entretanto, acreditar que alguma coisa é verdadeira não a torna verdadeira, e nossa confiança não é uma evidência.

Identifique as crenças centrais que estão flutuando em sua mente e que contribuem para o ciúme. Depois, examine os fatos e a lógica para determinar a verdade. Você pode estar certo – talvez seu parceiro esteja planejando uma traição – ou não.

As crenças centrais que contribuem para o ciúme são pensamentos negativos que tratamos como absolutamente verdadeiros. Estas são algumas comuns:

- Se você tem uma crença central de que não merece ser amado, pode temer que seu parceiro encontre alguém que seja mais interessante ou atraente do que você.
- Você pode acreditar que não é capaz de cuidar de si mesmo: precisa de outra pessoa ou acha que não poderá ser feliz sozinho. Essa crença central pode levá-lo a temer profundamente perder um parceiro que cuida de você ou é uma companhia.
- Algumas pessoas têm uma crença central de que são especiais e únicas – superiores aos outros. Com essa crença, você os vê como ameaças ao seu *status* e pensa: "Se meu parceiro estiver interessado em outra pessoa, significa que eu não sou especial e único".

Crenças centrais sobre outras pessoas

Também podemos ter crenças centrais sobre outras pessoas. Uma crença central é a de que as pessoas são críticas. Isso pode levar ao ciúme porque acreditamos que qualquer julgamento negativo que nosso parceiro tiver irá ameaçar o relacionamento. Você cultiva o padrão impossível de que seu parceiro tem que gostar de tudo em você. Além disso, esse foco pode levá-lo a acreditar que seu parceiro – e outras pessoas – está constantemente pensando que você é inferior. Com uma crença central sobre a severidade dos outros, sua autoestima se torna frágil, pois você presume que, se alguém não gosta de alguma coisa a seu respeito, é porque você deve ser inferior ou indesejável. Sua autoestima aumenta e diminui dependendo de como acha que as outras pessoas o estão avaliando em determinado momento.

Buscando confirmação em vez de fatos

Uma consequência das crenças centrais é um viés de confirmação.[26] É nossa tendência automática procurar informações que confirmem nossas crenças preexistentes. Raramente temos consciência desse viés – nossa mente está no piloto automático, checando o ambiente em busca de informações que comprovem que estamos certos.

Portanto, se você tem uma crença central de que é uma pessoa enfadonha, então automaticamente verá evidências disso quando alguém bocejar. Se alguém mudar de assunto, significa que o que você está dizendo não é importante. Você só vê as informações que são consistentes com sua crença atual.

A memória também é direcionada para informações que confirmam nossas crenças centrais. Quando as pessoas estão deprimidas, elas seletivamente recordam momentos de fracasso, rejeição e decepção. Suas memórias são guiadas pelos humores atuais e pelas crenças negativas sobre elas mesmas. O mesmo vale para nossas crenças centrais sobre nós mesmos – recordamos seletivamente informações que são consistentes com uma ideia de que não merecemos ser amados ou não somos interessantes ou capazes de manter relacionamentos. Não é que queiramos sofrer – isso acontece simplesmente porque nossa mente está funcionando no modo automático. Mais adiante no livro, você irá aprender técnicas que poderá usar para desacelerar seu pensamento e examinar toda a gama de evidências de uma forma menos enviesada.

O mesmo viés de confirmação opera quando pensamos em outra pessoa. Por exemplo, se acha que os outros não são confiáveis, você seletivamente observa e recorda informações que confirmam que outras pessoas mentem, traem e manipulam. Já ouvi homens e mulheres expressarem crenças centrais de que "Não se pode confiar nos homens" e "Não se pode confiar nas mulheres". É claro que você pode encontrar evidências de homens e mulheres que confirmam sua crença negativa, mas pode também encontrar muitas evidências que argumentam em contrário.

O problema é que temos tendência a focar naquilo que confirma nossas crenças preexistentes. As crenças centrais são excessivamente gerais ("não se pode confiar nos homens"), rígidas (são aplicadas incansavelmente) e guiadas pelo viés de confirmação (busca de informações consistentes com a crença). Considere este exemplo simples de viés de confirmação no ciúme. Digamos que você tenha uma crença central de que não se pode confiar nas pessoas, e sua mente está preparada para confirmar isso. Você se engaja em leitura mental ("Minha esposa está mentindo", "Ela está interessada em outra pessoa" ou "Ela me acha enfadonho"). Tem atenção seletiva ao menor detalhe de possibilidade de traição: o tapete de ioga está em casa, portanto, ela está mentindo sobre ir à aula. Então nota que ela está olhando para o chefe dela e infere, pela leitura mental, que está interessada em ter um caso com ele. Você começa prevendo o futuro com quase nenhuma evidência, ao mesmo tempo ignorando sinais de que ela está comprometida com você, pois isso não é consistente com sua crença central de que – assim como os outros – ela não merece confiança.

Exemplo de viés de confirmação no ciúme

Crença central:	As pessoas não merecem confiança.
Procura de indícios:	"Minha esposa disse que estava na aula de ioga, mas vi seu tapete em casa."
Ignora qualquer coisa positiva sobre o relacionamento:	"Ela sempre me dá um beijo de boa noite, e todas as noites eu me pergunto a quem mais ela beijou naquele dia."
Amplifica os aspectos negativos:	"Não consigo parar de pensar na forma como minha esposa estava olhando para seu chefe."

O que acontece quando surge uma crença central contra informações que não são consistentes com a crença? Por exemplo, você acha que pode confiar na sua médica. Você vai *ignorar* as novas evidências pensando algo como: "Sempre há exceções à regra, embora todos saibam que não se pode confiar nas mulheres".

Além disso, mantemos nossas crenças centrais com base em episódios. Os episódios são memoráveis – prestamos atenção a eles, lembramo-nos deles. "Você não se lembra de como o marido da sua amiga Susan a traiu?" Esses episódios são geralmente muito vívidos. Você pode formar uma imagem em sua mente, pode conhecer a pessoa, e a história dela tem começo, meio e fim. Mas um episódio não é evidência para o mundo inteiro, não é?

Nossa mente não evoluiu para pensar em porcentagens ou taxas básicas – isto é, a porcentagem de pessoas que são fiéis e infiéis. Colocamos maior ênfase na informação que tem uma história ou imagem. É por isso que o noticiário adora mostrar vídeos dramáticos de coisas que estão acontecendo. Quem se importa em ver um gráfico quando você pode assistir a um carro batendo contra um muro?

Também nos baseamos em *informações tendenciosas* – informações que são memoráveis, têm um episódio como exemplo e parecem pessoalmente relevantes para nós. É como fazer uma busca no Google da palavra "acidente" e aparecerem 418.000.000 de resultados. Então concluímos que devemos ficar atados às nossas cadeiras com capacetes e nunca sair de casa. Não buscamos no Google "segurança" ou "probabilidade de um acidente". Portanto, nossos resultados nos influenciam na direção da crença de que o mundo é perigoso. A mesma coisa acontece com nosso ciúme e nossas crenças centrais. Ficamos continuamente buscando comprovar que estamos certos.

De onde vêm essas crenças?

A maior parte de nossas crenças centrais é estabelecida durante a infância. Estas são algumas crenças centrais comuns que alimentam o ciúme:

- Se estivermos rodeados por pessoas que não são confiáveis, são invalidantes e desonestas, provavelmente vamos desenvolver uma crença central de que não podemos confiar nas pessoas.
- Se nos foi dito que as aparências são tudo, podemos formar uma crença central de que ser atraente para nosso parceiro é a única coisa que mantém um relacionamento. Isso pode levar ao ciúme quando achamos que nosso parceiro considera outra pessoa atraente porque nós deveríamos ser a pessoa mais atraente para ele; além disso, nosso parceiro deve achar que somos *a única pessoa atraente*.

- A falta de atenção por parte de nossos pais pode originar a crença central de que não somos interessantes. Podemos internalizar a ideia de que não somos interessantes ou merecedores de amor, o que nos faz desconfiar das pessoas com quem nos envolvemos.

Reflita sobre suas crenças centrais acerca de si mesmo e de outras pessoas. Existem padrões significativos? Você consegue recordar como suas experiências na infância ou ao longo de sua vida podem ter reforçado certas crenças sobre si mesmo e as outras pessoas? Este é um exemplo:

O pai de Gwen geralmente estava muito ocupado com o trabalho – mesmo quando estava em casa – e tinha pouco tempo para ela. Quando criança, ela não percebia que seu pai realmente a amava e a achava inteligente e criativa. Mas ele era compulsivo em relação ao trabalho, dedicado às suas pesquisas e ansioso para não ficar para trás. Como consequência, ela se via revivendo essa cena com outras pessoas, buscando a aprovação de homens que eram indisponíveis, não dedicados e geralmente reservados.

Suas crenças centrais

Refletir sobre suas crenças centrais sobre si mesmo e os outros pode ajudá-lo a entender quais fatores podem alimentar seu ciúme. Considere as perguntas a seguir em termos de sua infância e relacionamentos adultos significativos.

- Havia ênfase em ser fisicamente atraente, poderoso, rico, bem-sucedido, divertido ou interessante?
- Você sentia pressão para ser de determinada maneira ou fazer determinada coisa para ser aceito?
- Achava que eles não poderiam amá-lo pelo que você é?
- Achava que as pessoas nem sempre estavam disponíveis para você?
- Seus pais invalidavam seus sentimentos?
- Você temia que eles pudessem até mesmo abandoná-lo?
- Achava que eles estavam decepcionados com você?
- Havia ameaças de abandono? Mesmo ameaças sutis?
- Você percebia que o relacionamento entre seus pais era problemático?

Todos nós temos vulnerabilidades, todos nós temos infâncias imperfeitas e pais imperfeitos, e todos nós temos relacionamentos imperfeitos. Mas alguns de nós ficamos mais magoados, desapontados ou simplesmente confusos com as coisas. Essas experiências dolorosas podem deixar uma marca em nós. Elas persistem em nossa mente ciumenta.

LIVROS DE REGRAS

A segunda parte da mente ciumenta é ter livros de regras – regras, ideias e pressupostos que temos sobre nós mesmos e as outras pessoas. Geralmente eles são estruturados assim: "*Se* isso acontecer, *então* isso precisa acontecer". Por exemplo, eu tenho uma regra, então não me molho quando chove. *Se* houver alta probabilidade de chuva, *então* eu carrego uma sombrinha.

Os livros de regras parecem operar de modo automático, quase como um pensamento reflexo que nos leva a imediatamente acreditar em alguma coisa antes de termos tempo para examinar os fatos. Os livros de regras podem estar situados abaixo da superfície, mas podemos refletir sobre padrões de ansiedade, raiva e tristeza para ver se temos regras que contribuem para o ciúme.

Suas regras podem fazê-lo pensar que, *se* seguir essas diretrizes, *então* será capaz de prever e controlar o que vai acontecer. Elas podem parecer importantes porque você pressupõe que irão protegê-lo. Você pode achar que suas regras são realistas, garantindo que não será enganado, que poderá prever o que vai acontecer, que será capaz de controlar as coisas e que conseguirá sair de uma situação antes que seja tarde demais. No entanto, suas regras também podem levá-lo a ter uma reação exagerada, tirar conclusões apressadas e prejudicar a si mesmo.

Essas regras se aplicam a outras pessoas, a nós mesmos e aos nossos relacionamentos. Podemos ter essas regras sobre como as pessoas devem se relacionar conosco, pensar a nosso respeito e sentir-se em relação a nós. Elas podem nos dizer o que achamos que precisamos fazer. E podem estimular o ciúme. Vamos examinar mais de perto algumas das regras implícitas e pressupostos que podem residir na mente ciumenta. Considere as seguintes regras que geralmente temos e veja se alguma delas se aplica a você.

Regras sobre os outros

- Não devo confiar em outras pessoas porque elas vão me trair.
- Se alguém me decepcionar em alguma coisa, então nunca mais vou confiar nessa pessoa novamente.
- Preciso saber tudo sobre meu parceiro para poder confiar nele.
- Se meu parceiro realmente me amasse, jamais acharia outra pessoa interessante ou atraente.
- Não posso confiar que outras pessoas estarão disponíveis quando eu precisar.
- Homens, ou mulheres, estão sempre procurando uma melhor opção.

Regras sobre nós mesmos

- Devo ser a pessoa mais atraente – o tempo todo.
- Devo obter a aprovação de meu parceiro para quase tudo o que faço.
- Preciso divertir os outros, ou eles vão me achar enfadonho.
- Preciso ter um relacionamento para ser feliz.
- Não posso desapontar ninguém jamais.
- Devo estar feliz e seguro o tempo todo.

Regras sobre relacionamentos

- Devemos ser intensamente felizes o tempo todo.
- Meu parceiro deve me contar tudo o que está pensando e sentindo.
- Nossa vida sexual deve ser incrível – sempre intensa e espontânea.
- Nunca devemos ter discussões.
- Meu parceiro deve estar sempre disponível para mim.
- Devo sempre saber exatamente onde meu parceiro está, o que está fazendo e com quem está.
- Nunca devemos ter segredos.
- Os relacionamentos são totalmente bons ou totalmente ruins.

Quais são as consequências dessas regras? Vamos examinar esta: "Se meu parceiro realmente me amasse, nunca acharia outra pessoa interessante ou atraente". Estas são algumas perguntas a ponderar para avaliar o quanto essa regra é realista.

- Faz sentido que você seja a única pessoa no mundo que seu parceiro ache atraente?
- Você acha outras pessoas atraentes?
- Isso significa que não se pode confiar em você?
- Acha outras pessoas interessantes?
- Achar outra pessoa interessante ou atraente significa que você vai trair seu parceiro?

Ninguém vai estar à altura das expectativas que estão por trás dessa regra. Assim, mantê-la vai garantir que você se sinta desapontado, inseguro e ciumento. Que tal um pensamento diferente, um que seja mais realista e adaptativo: "Há muitas pessoas que também são atraentes e interessantes, mas isso não quer dizer que meu parceiro não me ama ou que vai me trair". Considere as vantagens desse novo pensamento. Ele é realista?

Vamos examinar esta regra: "Preciso ter um relacionamento para ser feliz". Quais são as consequências dessa regra para você?

- Como a regra implica que você não pode ser feliz sem um relacionamento, isso o deixa mais vulnerável à ansiedade e ao ciúme?
- Isso o faz temer ainda mais a perda do relacionamento?
- Isso lhe garante infelicidade se você ficar solteiro?
- Isso é realmente verdadeiro? Você já foi feliz – mesmo por um momento – antes do relacionamento atual?

Por mais que possamos amar nosso parceiro e obter grande satisfação de nosso relacionamento, é realmente *essencial* termos esse relacionamento específico? Podemos pensar e sentir que é essencial, porém é muito provável que você já tenha encontrado sentido, satisfação e felicidade antes dessa relação. Portanto, é provável que, mesmo que esse relacionamento não dê certo, você será capaz de prosperar novamente.

Vamos examinar as consequências para outra regra: "Devo sempre saber exatamente onde meu parceiro está, o que está fazendo e com quem está".

- Essa regra contribui para sua ansiedade, ciúme e impotência?
- Você pode realmente saber, com certeza, exatamente o que seu parceiro está fazendo?
- Seu parceiro sempre sabe o que você está fazendo?
- Você está presumindo que, se não souber, seu parceiro o está traindo?
- Se seu parceiro não souber onde você esteve hoje, isso significa que você o está traindo?

Estas são algumas perguntas a serem formuladas sobre mais uma regra: "Meu parceiro deve me contar tudo o que está pensando e sentindo".

- Você está presumindo que pensamentos e sentimentos privados são perigosos?
- Quais são as evidências de que eles são perigosos?
- Você tem alguns pensamentos e sentimentos – algumas lembranças, talvez algumas fantasias – que nem sempre compartilha?
- Não os compartilhar significa que ninguém pode confiar em você?
- Querer saber tudo o deixa menos confiante, o leva a interrogar seu parceiro ou a começar discussões?
- Qual seria o perigo se você tivesse que aceitar alguma privacidade para vocês dois?

Se suas regras demandam perfeição, certeza absoluta, felicidade total e satisfação o tempo todo, você está se condenando à frustração, ao sofrimento e ao ciúme. Reflita sobre seu padrão de ciúme e frustração. Pergunte-se quais regras está usando. Estaria melhor com mais aceitação, menos perfeccionismo e mais flexibilidade? Conhece pessoas que têm regras menos exigentes e intrusivas? Elas estão sempre infelizes?

PENSAMENTO ENVIESADO

Uma terceira parte de nosso estilo de pensamento inclui vieses comuns que podem levar a distorções. São pensamentos que surgem automaticamente – de forma espontânea – como se fossem pensamentos reflexos enviesados para desconfiança e ciúme.

Pode ser que seu pensamento acabe se revelando verdadeiro – talvez seu parceiro esteja pensando em outra pessoa e, é possível, o traia. Mas o importante a ser observado aqui é que você pode estar sendo tendencioso em relação a essas ameaças, mesmo quando elas não são acuradas. Apresentamos aqui os 12 vieses comuns no pensamento que podem contribuir para o ciúme. Dê uma olhada e veja se são familiares para você.

Leitura mental: Você pressupõe que sabe o que seu parceiro, ou outras pessoas, estão pensando sem ter evidências suficientes de seus pensamentos. "Ele acha que ela é *sexy*" ou "Ela está atrás do meu marido".

Adivinhação: Você prevê o futuro negativamente. As coisas vão piorar, ou há algum perigo à frente. "Ele vai fugir com outra pessoa" ou "Ela vai ser infiel".

Catastrofização: Você acredita que o que aconteceu, ou pode acontecer, é tão terrível e insuportável que não conseguirá suportar. "Eu ficaria devastado se fosse traído" ou "É o fim de tudo entre nós porque ele acha outra mulher atraente".

Rotulação: Você atribui traços negativos globais a si mesmo e aos outros. "Eu sou enfadonho" ou "Ele é um enganador".

Ignorar os aspectos positivos: Você alega que as coisas positivas sobre você, ou seu relacionamento, são triviais. "Só porque ela diz que me ama não quer dizer que não vá me trair" ou "Mesmo que haja muitas coisas boas em nosso relacionamento, ainda assim não posso confiar nele".

Filtrar os aspectos negativos: Você foca quase exclusivamente nos aspectos negativos e raramente nota os positivos em seu relacionamento. "Não fazemos sexo há duas semanas" ou "Tivemos uma discussão, o que significa que as coisas estão realmente ruins e ele pode me deixar".

Generalização excessiva: Com base em um único incidente, você percebe um padrão global de aspectos negativos. "Ela fica flertando sempre que saímos com outras pessoas" ou "Ele parece ter perdido o interesse em mim porque na noite passada não falou muito".

Pensamento dicotômico: Você encara os eventos ou as pessoas em termos de tudo ou nada. "Nada parece estar indo bem em nosso relacionamento" ou "Ela nunca parece interessada em ser afetuosa" ou "Nós estamos sempre discutindo".

Deveria: Você interpreta os eventos em termos de como as coisas deveriam ser, em vez de simplesmente focar no que são. "Nós deveríamos ser entusiasmados e voltados um para o outro o tempo todo" ou "Minha namorada jamais deveria achar outras pessoas atraentes e interessantes".

Personalização: Você leva as coisas para o lado pessoal em seu relacionamento, como se tudo o que é feito pelo seu parceiro, ou por outros, refletisse em você. "Se ela achar outro homem interessante, isso significa que devo ser enfadonho" ou "Ele estava envolvido navegando na internet – ele está perdendo o interesse em mim".

Acusação: Você foca na outra pessoa como a fonte de seus sentimentos negativos e se recusa a assumir a responsabilidade por sua própria mudança. "A razão de eu estar perturbado é que ela não me dá a atenção de que preciso" ou "Ele está tentando me deixar com ciúme falando com outra mulher".

Raciocínio emocional: Você deixa que seus sentimentos guiem sua interpretação da realidade. "Eu me sinto ansioso, então isso significa que meu parceiro está fazendo alguma coisa" ou "Acho que as coisas estão enfadonhas, o que significa que meu parceiro vai procurar alguém mais interessante e excitante". Esses pensamentos negativos automáticos alimentam suas regras ou pressupostos: "Se ela gostar de outra pessoa, então vai me trair". Isso confirma uma crença central: "Não mereço ser amado".

É assim que isso pode funcionar. É possível ter um pensamento *acurado* de que sua parceira está pensando em outro homem que ela acha atraente. Como você tem uma regra de que "Se minha parceira achar outros homens atraentes, ela vai me trair", fica ansioso e com raiva. Seu pensamento acurado pode alimentar uma crença central sobre você mesmo: a de que é inadequado, menos atraente, entediante ou falho em algum aspecto. Você fica deprimido e defensivo.

Kevin está planejando ir a uma festa com Stacey, sua namorada, e o ex-namorado dela estará lá. Ele pensa:

- "Stacey vai achar Allen muito atraente" (adivinhação, leitura mental).
- "Se ela o achar atraente, isso significa que me acha inferior" (personalização, leitura mental).
- "Não suporto que ela ache outros homens atraentes" (catastrofização).
- "Sei que Stacey rompeu com Allen e ela diz que me ama, mas não posso contar com isso" (ignorando os aspectos positivos).
- "Se ela me deixar, seria a pior coisa do mundo para mim" (catastrofização).

Você pode ver como Kevin percorre uma cascata de pensamentos negativos que o levam a concluir que Stacey pode largá-lo e voltar para Allen, e que, se isso acontecesse, sua vida não valeria a pena. Examine com atenção como seus pensamentos negativos e enviesados podem contribuir para seu ciúme.

PREOCUPAÇÃO E RUMINAÇÃO

Um quarto aspecto do pensamento ciumento é basear-se em previsões negativas sobre o futuro (preocupação) e se apegar aos aspectos negativos do passado ou presente (ruminação). Preocupação e ruminação são processos semelhantes e envolvem ficar aprisionado em um pensamento negativo.[27] Isso ocorre quando você é sequestrado por seus pensamentos – o pensamento aparece, e somos enganados.

Você pode ter o pensamento negativo "Ele acha aquela outra mulher atraente" e responder desprezando o pensamento como irrelevante ou pode aceitar a ideia de que todos nós achamos muitas pessoas atraentes. Com essas respostas, você não fica preso ao pensamento – liberta-se dele. No entanto, quando se preocupa com ele, sua mente fica patinando como uma roda presa no barro – quanto mais pensa sobre o que pode acontecer, mais os aspectos negativos vêm à tona. Você começa a pensar sobre como seu parceiro pode estar interessado em outra pessoa, fica mais ansioso e com raiva e não consegue tirar o pensamento da cabeça. Se você ruminar, vai se lembrar de um evento negativo do passado – "Eu me lembro de que numa festa no mês passado ele estava falando muito com Angie" – e se debruçar sobre ele, continuamente trazendo a situação a sua mente.

Se costumamos nos sentir muito pior quando nos preocupamos ou ruminamos, por que fazemos isso? Nós nos preocupamos porque pensamos que isso pode nos ajudar.[28] Preocupação geralmente é sobre "E se?", enquanto ruminação frequentemente é sobre "Por quê?". Quando estamos com ciúme, pensamos: "Preciso me preocupar com o futuro para estar preparado e não ser pego de surpresa". Ou acreditamos que precisamos ruminar porque seremos capazes de descobrir as coisas e resolver o problema. Dessa forma, preocupação e ruminação se parecem com as estratégias de enfrentamento das ameaças de rejeição, traição e abandono. O ciúme pode até mesmo ser visto como uma preocupação raivosa e agitada.[29]

O problema com a preocupação repetitiva é que ela acaba levando a mais ansiedade e depressão. É como abrir um armário de arquivo repleto das piores coisas que você consegue imaginar e, então, ruminá-las por horas. Você está *se associando aos aspectos negativos*, alinhando seus pensamentos com eles. É como se seus humores, seus pensamentos e sua realidade fossem todos a mesma coisa. Você tem dificuldade em dar um passo atrás e observar que um pensamento é apenas um pensamento ou um humor que passará. Provavelmente não só se sentirá muito pior como também deixará passar os aspectos positivos em sua vida no momento presente. Você não consegue desfrutar a vida presente quando foca nos aspectos negativos imaginários.

Outro problema é que você frequentemente se preocupa porque não consegue aceitar a *incerteza* – não saber com certeza o que realmente o incomoda. Acha que incerteza significa que alguma coisa ruim vai acontecer, que é um sinal de que algo está sendo escondido de você. Talvez o mais importante, acha que é *possível* obter certeza.[30] Pode acreditar que se continuar pensando a respeito irá obter certeza absoluta.

Mas não existe certeza em um mundo incerto. Essa é uma busca infrutífera e impossível que o aprisiona dentro de um ciclo negativo e repetitivo. Cada vez que elabora a ideia "Acho que posso confiar nele", você faz outra pergunta: "Mas posso ter certeza absoluta?". Então rejeita os aspectos positivos e retorna à preocupação. Nos Capítulos 6, 7 e 8 examinaremos uma série de técnicas poderosas que você pode usar para deixar de lado essas preocupações e seguir em frente com sua vida.

A ruminação, ou remoer o negativo, é semelhante à preocupação, mas tende a fazê-lo focar em eventos passados ou a fazer a si mesmo perguntas que parecem nunca ter uma resposta, tais como: "Por que isso está acontecendo?" ou "Quando vai chegar o dia em que vou me sentir melhor?". As pessoas que ruminam têm mais probabilidade de ficar deprimidas ou permanecer deprimidas. Quando ruminamos, geralmente acreditamos que podemos compreender as coisas, obter todas as informações, encontrar sentido em tudo e ter um panorama completo.[31] Ficamos andando em círculos, fazendo a nós mesmos – ou a nossos parceiros – perguntas irrespondíveis e, então, rejeitando qualquer resposta que obtemos, considerando-as incompletas, insatisfatórias e até mesmo enganosas. Ruminar nos impede de participar de nossas vidas: não desfrutamos o que está acontecendo bem a nossa frente, raramente estamos no momento presente, onde a vida está acontecendo, e somos dragados por perguntas negativas, que não podem ser respondidas.[32]

ORGANIZANDO A MENTE CIUMENTA

Comecei este capítulo descrevendo o Modo Ciúme e a mente ciumenta em uma parte desse modo. As outras partes – que discutiremos em seguida – incluem suas emoções, seus comportamentos, as formas como você se comunica e suas estratégias de enfrentamento. Agora, vamos reunir todos os aspectos da mente ciumenta para, em primeiro lugar, ajudá-lo a compreender a forma como você pensa.

Cada um de nós começa com algumas crenças centrais sobre si mesmo e as outras pessoas. Digamos que minhas crenças centrais sejam de que não sou suficientemente bom para ser amado e que não se pode confiar nas pessoas. Isso, então, é associado aos livros de regras, que dizem: "Tenho que ser perfeito para ser amado" e "Minha parceira tem que gostar de tudo em mim". A ideia é que, *se* eu tento ser perfeito, *então* minha incapacidade básica de ser amado não emergirá e não levará à rejeição. Meu livro de regras sobre os outros diz: "Outras pessoas são uma ameaça ao meu relacionamento" ou "Se minha parceira achar outra pessoa atraente ou interessante, ela vai me trair". Então começo a procurar indícios, ignorando os aspectos positivos de minha parceira e me preocupando com o futuro.

Como eu começo com a crença central de que "Não sou suficientemente bom para ser amado", o pressuposto que segue é "Preciso ser perfeito para que minha parceira fique comigo". Portanto, foco seletivamente nas minhas imperfeições, exagero a importância delas e presumo que isso significa que meu relacionamento está em perigo. Então me engajo em leitura mental ("Minha parceira acha que sou enfadonho"), personalização ("Ela bocejou porque perdeu o interesse") e adivinhação ("Ela vai encontrar outra pessoa"). O Modo Ciúme me mantém atrelado ao reforço do meu ciúme, testando minha parceira, duvidando de mim mesmo e aumentando minha ansiedade e minha raiva. É como pisar no pedal do acelerador e ficar surpreso por estar acelerando penhasco abaixo.

Outra forma de examinar nossa mente ciumenta é começar pelo pensamento enviesado negativo – nossos pensamentos automáticos – e trabalhar nossos pressupostos centrais. Então vamos imaginar que eu acho que minha parceira esteja entediada comigo agora. Por que isso me incomodaria? (Afinal de contas todos nós somos enfadonhos algumas vezes.) Bem, isso me incomoda porque ativo meu livro de regras, que diz: "Devo ser perfeito para manter o interesse da minha parceira". É o livro de regras e o pressuposto que dão intensidade e importância ao pensamento negativo "Eu pareço enfadonho". Talvez, se você não tivesse esse livro de regras, pudesse aceitar ser enfadonho às vezes.

Também é importante examinar por que seria tão perturbador se minha parceira me deixasse por outra pessoa. Como acho que não mereço ser amado – sou enfadonho e sem atrativos –, ela confirmaria essas crenças me deixando, ao passo que, se eu achasse que sou interessante e atraente, poderia pensar: "Embora fosse muito desagradável se ela me traísse, como tenho qualidades que outras mulheres podem querer, eu encontraria outra pessoa".

Depois de ativadas minhas crenças centrais sobre mim mesmo e os outros, meus livros de regras também são ativados. Isso me leva a ativar minha detecção de ameaças – procurando indícios ("Ela na verdade não estava na casa de sua mãe"), fazendo leitura mental ("Em quem ela está pensando?") ou levando as coisas para o lado pessoal ("Ela está quieta porque está entediada comigo"). Então, ativo as estratégias de enfrentamento que discutiremos em seguida – preocupação, ruminação, interrogação, teste, provocação, afastamento – para descobrir o que está acontecendo realmente. Minha parceira se afasta mais de mim, fica irritada comigo, e isso alimenta minha crença de que as coisas estão desmoronando. Todos os pensamentos, regras e crenças me levam a estratégias de enfrentamento que só pioram ainda mais as coisas. O Modo Ciúme assumiu o comando, e estou em risco de arruinar meu relacionamento.

Crenças centrais →	Livros de regras →	Pensamento enviesado
Eu: "Não mereço ser amado."	"Preciso ser perfeito para ser amado."	Foco em meus aspectos negativos.
	"Minha parceira tem que gostar de tudo em mim."	Ignoro meus aspectos positivos.
Outros: "Não posso confiar nas pessoas em relacionamentos íntimos."	"Outras pessoas são uma ameaça ao meu relacionamento."	Leitura mental: "Minha parceira o acha atraente."
	"Se minha parceira achar outra pessoa atraente ou interessante, ela vai me trair."	Personalização: "Devo estar perdendo meu atrativo."
		Adivinhação: "Ela vai me trair."

SEQUESTRADO PELAS EMOÇÕES

Você alguma vez já se sentiu como Sarah? O ciúme dela parece devastador às vezes.

"Quando Ken sai numa viagem de negócios, eu me sinto tão sozinha, tão desesperada, que não consigo suportar. Fico imaginando que ele está flertando com outras mulheres e, então, sinto esse ímpeto de ansiedade, como se fosse ficar louca. Não sei o que fazer. É como se esse sentimento surgisse em mim, na boca do estômago, e não sei como me livrar dele. Não tenho palavras para descrever esse sentimento – é como um terror. Meu coração está batendo tão rápido, eu quero chorar. Algumas vezes eu choro. Acho que estou perdendo o controle."

A experiência de Sarah não é incomum. Ela se sente devastada por seus sentimentos e percebe que tem muitos sentimentos diferentes. Ela os acha tão intensos que vai acabar enlouquecendo. Teme que, se não conseguir se livrar deles, eles irão aumentar, piorar e levá-la a perder o controle. Ela se sente desnorteada, impotente e transtornada.

Ciúme não é simplesmente ser atormentado por um conjunto de pensamentos ou pressupostos. De fato, seu pensamento "Meu parceiro está interessado em outra pessoa" pode ser apenas parte das dificuldades que estão ocorrendo em sua mente. É mais provável que você esteja incomodado por todas as emoções que acompanham os pensamentos. Elas incluem:

- ansiedade que provém da incerteza sobre o que está acontecendo e medo de perda ou traição
- raiva por você poder ser manipulado, humilhado e tratado de forma injusta
- confusão porque você não sabe com certeza o que está acontecendo
- ambivalência sobre seu relacionamento porque você reconhece que ama alguém que pode magoá-lo

Essas emoções podem chegar até você em ondas – uma após a outra, algumas vezes diminuindo, algumas vezes fluindo, outras vezes fazendo-o se sentir entorpecido. Você pode achar, algumas vezes, que não tem nenhum controle sobre essas emoções porque elas são tão intensas, tão imediatas e tão automáticas. É difícil imaginar que elas possam ser temporárias, que daqui a algumas horas suas emoções podem ser diferentes.

Quando está no Modo Ciúme, você se sente arrebatado por essas emoções – como se não houvesse nada que pudesse fazer, exceto segui-las, ser capturado e render-se a elas. É como se a emoção do momento presente o governasse. Você pode atacar, se afastar, ameaçar ou dizer coisas das quais mais tarde vai se arrepender. São essas emoções, você acredita, que o levam a dizer coisas que mais tarde pode querer nunca ter dito ou feito.

Essa experiência é o Sequestro Emocional, e ela é assustadora porque você acredita ser uma vítima de emoções avassaladoras. Algumas vezes, parece que suas emoções não fazem nenhum sentido, pois o que provocou uma raiva ciumenta acaba se revelando tão sem importância ante a realidade que emerge posteriormente. Às vezes você acha que, se não entende por que suas emoções são tão intensas, isso significa que você é impotente: "O que eu não entendo não posso controlar". Mais ainda, quando experimenta essas emoções, acha que elas irão durar para sempre – vão aumentar para oprimi-lo. Responde dizendo a si mesmo "Não suporto ter esses sentimentos" e, então, pensa que tem que se ver livre deles – *imediatamente*. E esse Sequestro Emocional de sua mente e de seu coração faz você se interrogar, atacar, se afastar e ameaçar. Veja se alguns destes pensamentos sobre as emoções lhe são familiares:

- Não suporto esses sentimentos.
- Meus sentimentos vão me enlouquecer.
- Ninguém me entende.
- Eu não deveria ter esses sentimentos.
- Outras pessoas não têm esses sentimentos.
- Emoções intensas são perigosas.
- Deve haver algo de errado comigo para me sentir assim.
- Fico embaraçado com esses sentimentos.
- Se eu não me livrar desses sentimentos imediatamente, eles irão aumentar.
- Esses sentimentos vão continuar indefinidamente.
- Preciso fazer alguma coisa imediatamente para me ver livre desses sentimentos.
- Não consigo aceitar esses sentimentos.

Enquanto lê essas afirmações, procure ser honesto sobre como você pensa. Elas refletem um amplo leque de crenças problemáticas sobre emoção, inclusive crenças de que suas emoções (como raiva, ansiedade, tristeza e impotência) estão fora de controle, vão durar indefinidamente, são diferentes das emoções de outras pessoas, não fazem sentido e têm que ser eliminadas imediatamente.

Suas emoções estão soando como um alarme de incêndio que sinaliza uma catástrofe.

Mas emoções são experiências que estão ocorrendo dentro de você. O alarme de incêndio não é a mesma coisa que o próprio incêndio. As emoções estão gritando. Em seguida, você vai ver como pode: reconhecer cada emoção; validar seu direito a ter todos esses sentimentos; aceitá-los no momento; e dar um passo atrás e examinar seus pensamentos, seus sentimentos, seu relacionamento, os eventos que estão ocorrendo – ou que suspeita que estão ocorrendo – e as opções de que dispõe.

Para muitos de nós, não há nada tão terrível quanto o Sequestro Emocional. Você não quer sentir que seu coração e sua mente podem ser dominados e que suas emoções podem tomar conta de sua experiência diária. Mas você não pode eliminar suas emoções, tampouco viver sem elas. Certas coisas fazem parte da situação. Onde existe amor sempre há a possibilidade de ciúme.

Você já viu até aqui como o ciúme evoluiu, como ele é universal, como o encontramos em bebês e nos animais. Você não está sozinho. Essas emoções são intensas – mas, como todas as emoções, elas diminuem com o tempo. Não parece que será assim quando você está dominado. Mas e se soubesse que, não importa o que está sentindo neste momento, não vai sentir isso em um momento posterior? E se soubesse que as coisas que estão provocando seu ciúme neste momento serão coisas sobre as quais você se sentirá indiferente daqui a algum tempo? Refletir sobre experiências passadas é difícil em meio ao Sequestro Emocional, mas pare por um momento e tente recordar coisas que o incomodavam alguns anos atrás. A intensidade de seus sentimentos sobre elas diminuiu?

Na Parte III do livro, vamos revisar uma variedade de técnicas valiosas e poderosas que podem ajudá-lo a lidar com a intensidade do Sequestro Emocional. Vamos desenvolver um plano para que você possa identificar os desencadeantes, afastar-se da situação e reconhecer que os sentimentos estão no momento presente. Então poderá considerar as opções para se desvencilhar da intensidade e agir em seu próprio interesse – e não com base em suas emoções.

Você pode começar validando seu ciúme – ele é uma experiência dolorosa, pesada e difícil. Você não está sozinho. Este livro foi escrito para você, para ajudá-lo a entender que essas emoções fazem parte de ser humano e para ajudá-lo a ver que outra parte de ser humano é ser capaz de se afastar da emoção, não agir por reflexo e manter as opções a sua frente.

Quando é dominado pelo ciúme, você pode pensar que está em uma montanha-russa, aterrorizado e gritando enquanto vai em alta velocidade até as profundezas de suas emoções. Você acha que isso vai durar para sempre ou que vai acabar em uma colisão. É como se uma catástrofe estivesse ocorrendo a sua frente. No entanto, há três maneiras de andar em uma montanha-russa: aceitar dar uma volta, ir mais devagar ou descer. Você tem escolha.

No próximo capítulo, examinaremos algumas das coisas problemáticas que você diz ou faz quando tem esses pensamentos e sentimentos ciumentos. Costumo chamá-las de "estratégias", porque você pode achar que essas respostas ao seu ciúme irão ajudá-lo ou que não tem escolha porque se sente oprimido demais. Então, no Capítulo 6, examinaremos como você pode se afastar por um momento, dar um passo atrás, aceitar os sentimentos no momento e conviver lado a lado com os sentimentos e pensamentos que previamente o sequestraram e o deixaram fora de controle.

As emoções e os pensamentos irão passar. Mas você ainda estará aqui.

5

Estratégias ciumentas que afastam seu parceiro

"Eu achei que ele provavelmente estava flertando com Lilly em sua viagem de negócios, me comparando com ela, e fiquei tão zangada que não suportava ficar pensando nele. Então, quando ele chegou em casa, fui atrás dele. Eu estava com muita raiva, tinha muito medo que ele me abandonasse. Comecei a acusá-lo de ter um caso, dizendo que ele era um desgraçado mentiroso, gritando com ele. Ele me olhou perplexo. Então disse: 'Sharon, Lilly nem mesmo estava lá. Ela teve que cancelar a viagem porque seu filho estava doente'. Eu achei que ia enlouquecer. E, tenho que admitir, já fiz muitas coisas de que me sinto culpada. Chequei o GPS do nosso carro para ver onde ele estava indo. Fiquei imaginando se ele poderia ter ido encontrar Lilly quando saiu de casa por várias horas. Eu o segui até a academia porque sabia que ela frequentava uma academia – mas não tinha certeza qual. Eu tenho esses sentimentos de ciúme e simplesmente acho que tenho que fazer alguma coisa, que preciso descobrir. Devo estar ficando louca."

Assim como Sharon, você pode estar tendo dificuldades para aceitar que se sente ciumento, ansioso ou com raiva porque acha que esses sentimentos irão durar muito tempo, que irão aumentar e tomar conta de você. Tem medo de deixar que esses sentimentos aconteçam, então pensa que precisa fazer alguma coisa. É como se você tivesse medo de se afogar, então fica se debatendo freneticamente na água, em pânico. Mas começa a afundar.

Neste capítulo, examinaremos uma grande variedade de estratégias problemáticas que você usa. Embora as denominemos "estratégias", não quero dizer com isso que você esteja escolhendo esses comportamentos deliberadamente – eles parecem ocorrer de forma automática. Na verdade, você pode achar que não tem escolha a esse respeito. Pode até mesmo pensar: "É claro que eu fiz isso e disse isso. *Eu estava com ciúme*". No entanto, você pode chegar a um ponto em que reconhece que está tendo um sentimento intenso. Então se afasta um pouco do sentimento, permite-se alguns minutos para refletir e pensa sobre o que está a ponto de fazer. Sentir é diferente de agir.

Já examinamos a preocupação e a ruminação, uma estratégia que você pode usar para antecipar o que está acontecendo, prever a possível infidelidade e tentar controlar as coisas antes que elas saiam do controle. Em capítulos posteriores, irei descrever uma grande variedade de técnicas e estratégias adaptativas que você pode começar a usar imediatamente, mas primeiro vamos examinar algumas das estratégias problemáticas que você pode estar usando agora.

Em cada estratégia que eu descrever, vou lhe pedir para levar em consideração as vantagens e as desvantagens de usá-la. Não estou dizendo que você nunca deve fazer alguma dessas coisas – apenas que deve considerar as contrapartidas, os riscos e as alternativas. Tenha em mente que cada resposta ou estratégia que você tem é uma escolha, portanto, deve ser capaz de pensar nas possíveis consequências e, posteriormente, nas alternativas a essas escolhas.[33]

INTERROGAÇÃO

Uma estratégia é interrogar seu parceiro. Você questiona cada detalhe sobre o que aconteceu. Quer saber todos os fatos e acha que, quanto mais informações conseguir obter, melhores serão as coisas para você. Quer saber *com certeza* o que está acontecendo – e acha que seu parceiro está omitindo algo.

Suas perguntas podem ser sutis, para que possa ver como seu parceiro responde, "Então, se divertiu com as pessoas na festa? Alguém que eu conheça estava lá?" ou podem ser mais diretas "Lilly estava lá? Você falou com ela?" ou "Quem estava sentado ao seu lado?". Algumas vezes, o questionamento pode soar acusatório: "Você anda se encontrando com alguém?". Você pode fazer uma série de perguntas, buscando mais detalhes, fazendo a mesma pergunta, mas com palavras diferentes – muito semelhante a um advogado.

Quanto mais questiona seu parceiro, mais defensivo ele vai se tornando, dizendo: "Eu não fiz nada de errado". Você trata essa postura defensiva como evidência de que ele está escondendo alguma coisa. Apega-se a isso, pergunta após pergunta. Você criou um jogo de promotor e réu, no qual é tanto o promotor quanto o juiz. Não importa o que seu parceiro diga, você o julga culpado.

Quais são os custos e os benefícios dessa abordagem? Os custos incluem a crescente postura defensiva de seu parceiro, mais discussões e mais desconfiança sendo construída entre vocês dois. Seu parceiro se sente atacado; você se sente ignorado e até mesmo manipulado. As constantes perguntas podem até levar seu parceiro a decidir não compartilhar as coisas com você porque o questionamento leva ao aumento das discussões, à criação de um bloqueio (afastamento deliberado ou evasão), ou a ambos. Em alguns casos, o interrogatório pode se tornar tão desagradável que o relacionamento se desintegra, chegando ao ponto de um rompimento. O relacionamento termina não por causa da infidelidade, mas devido às discussões constantes que surgem a partir do questionamento contínuo.

Você pode considerar alguns dos possíveis benefícios de fazer muitas perguntas. Talvez seu parceiro não esteja lhe dizendo a verdade e esteja lhe escondendo coisas. Se ele se fecha completamente e se recusa a discutir qualquer coisa, é possível que ele esteja tentando afastá-lo da verdade. Por exemplo, uma mulher me disse que seu parceiro desaparecia todas as noites e se recusava a lhe dizer onde estava. Ela acabou rompendo com ele.

PROCURANDO INDÍCIOS

Conforme discutimos no último capítulo, uma mente ciumenta é ativada por uma crença de que alguma coisa está sendo escondida de você e de que seu parceiro está tentando sair impune de algo – flertes, encontros ou comunicações secretas, possivelmente um caso. Entretanto, neste estágio, você não sabe. Então começa a procurar algum pequeno sinal de que ele é infiel ou está interessado em outra pessoa. Vimos como Sharon interrogava, procurava indícios, checava o GPS do marido – cada vez surgindo ainda mais incentivos para sua checagem e interrogação. Estes são alguns outros exemplos:

- Você observa a aparência de seu parceiro: ele está parecendo mais bem vestido, mais provocativo sexualmente, mais preocupado com a aparência?
- Você se pergunta por que ele não fez isso no passado – *para você*!
- Fareja as roupas dele procurando fragrâncias de perfume, colônia ou cigarro (se ele não for fumante).
- Você se pergunta onde seu parceiro esteve, então procura no GPS do carro ou tenta acessar o telefone dele.
- Investiga as mídias sociais para descobrir com quem seu parceiro tem amizade no Facebook. Ele está enviando fotografias para alguém?
- Caso seu parceiro esteja uma hora atrasado, você se pergunta se isso indica que ele estava com outra pessoa.
- Caso seu parceiro esteja se mostrando menos interessado em sexo ultimamente, você se pergunta se isso é evidência de que ele encontrou outra pessoa.
- Você pode notar que seu parceiro tem sido especialmente gentil com você, então se pergunta se isso é uma manipulação para esconder o que realmente está acontecendo.

A desvantagem de procurar indícios continuamente é que você está partindo de um pressuposto de infidelidade – e tentando provar que está certo. É possível que algo que seja menos que a perfeição por parte de seu parceiro possa ser tomado como evidência. Você pode focar seletivamente em detalhes pequenos e insignificantes e ampliá-los como problemas maiores. Você se engaja em leitura mental, sem razão suficiente para afirmar que de fato sabe o que seu parceiro está pensando. Como tudo pode ser tomado como um indício, você desconsidera e ignora qualquer comportamento positivo de seu parceiro. Quanto mais procura evidências, menos disponível você se torna para a intimidade, o relaxamento e o prazer – afastando-se ainda mais dele.

É claro que há alguns benefícios possíveis de procurar indícios. Talvez você descubra alguma coisa que vá revelar a verdade e poderá saber com certeza que seu parceiro o está traindo. Ironicamente, não há uma forma de revelar a verdade de que seu parceiro é fiel, porque sua procura tendenciosa desconsidera qualquer comportamento positivo, encarando como algo insignificante ou mesmo como uma manipulação para esconder a verdade. Tudo isso é uma questão de equilíbrio e proporção. Não há como uma procura por indícios se transformar em algo positivo se ela se tornar uma preocupação tão importante. Você precisa se questionar se isso está realmente dando certo – ou se está criando mais conflito, mais desconfiança e mais ciúme.

PROCURANDO SINAIS DE QUE OUTRAS PESSOAS ESTÃO INTERESSADAS EM SEU PARCEIRO

Você rastreia o ambiente social para ver se outra pessoa está interessada em flertar com seu parceiro. Essa é uma versão da procura por indícios – mas aqui você procura indícios no comportamento de *outras pessoas*. Você começa tratando-as como competidoras ou mesmo suspeitas. "Aquela mulher está olhando para meu marido? Está acontecendo alguma coisa entre eles?" "Aquele homem está sorrindo para minha esposa porque ele sabe alguma coisa que eu não sei?" Você se dá conta de que está desconfiado porque seu parceiro está falando com outra pessoa – divertindo-se, rindo. Fica enraivecido se alguém toca em seu parceiro porque isso sugere que essa pessoa se sente no direito de invadir o que você acha que é legitimamente *seu*. Pode ficar muito incomodado se estiver em uma festa e sua parceira dançar com outra pessoa. "Ela não deveria estar dançando só comigo? Afinal de contas, ela veio comigo!"

Essa estratégia era algo que Sharon usava muito frequentemente quando estava em público com seu marido. Se eles estivessem em um restaurante, ela observava como a garçonete falava com ele. Ela estava sorrindo para ele? Ela estava falando com ele mais do que com Sharon? Havia outras mulheres no restaurante olhando na direção dele?

A desvantagem dessa estratégia é que a socialização pode se transformar em uma competição entre você e outras pessoas – e com frequência essas pessoas nem mesmo sabem disso. Muito provavelmente você não desfrutará do tempo com seu parceiro porque estará procurando ameaças vindas de todos os lados. Em alguns casos, pode começar a evitar que vocês dois socializem com outras pessoas.

Você pode pensar que essa estratégia tem algumas vantagens. Pode achar que será capaz de detectar o flerte secreto ou a pessoa que pode ameaçar seu relacionamento e, então, confrontar seu parceiro com essa informação para evitar que as coisas piorem. O problema, é claro, é que você provavelmente terá muitos alarmes falsos, o que leva ao aumento do conflito, que pode, ironicamente, separá-los. Essa estratégia está realmente ajudando você?

FAZENDO CARA FEIA E SE AFASTANDO

Com essa estratégia, você silenciosa e sutilmente reduz suas interações com seu parceiro. Diz a si mesmo: "Deixe que ele descubra o que está acontecendo". Você não demonstra nenhuma afeição, não fala muito, não ri mais; se afasta. Algumas vezes não está por perto e outras vezes não responde quando ele telefona ou manda mensagens. Quer que seu parceiro saiba como é perdê-la, quer puni-lo, mas não quer admitir que essa seja sua intenção. Quando seu parceiro lhe pergunta o que há de errado, você nega que haja alguma coisa errada. Afinal, se ele realmente se importasse, se realmente a amasse, "saberia exatamente o que está errado". Mas ele não sabe. Você quer fazê-lo se sentir mal – talvez fazê-lo sentir-se culpado – e faz um teste para ver se ele realmente se importa com você. E seu parceiro não passa no teste.

Isso é o que Sharon fazia com seu marido para expressar sua raiva. Isso lhe permitia ser hostil – sendo passivo-agressiva –, e ela não tinha que reconhecer abertamente que era hostil. Quando ele lhe perguntava o que estava errado, ela negava que alguma coisa estivesse errada, o que o confundia e o fazia se afastar.

A desvantagem de fazer cara feia e se afastar é que é difícil ver como seu relacionamento acaba piorando com essa estratégia. Se você teme que seu parceiro esteja perdendo o interesse, fazer cara feia e se afastar torna ainda mais provável que ele se afaste. A ideia de testar, de ver se seu parceiro se importa, pode ser contraproducente porque ele pode achar seu comportamento injustificado – e desagradável.

Contudo, você pode pensar que se afastar de seu parceiro irá ajudá-lo a descobrir se ele realmente se importa com você. É possível que ele tome a iniciativa de contato e tente se aproximar, porém é mais realista construir conexões baseadas no comportamento positivo, como, por exemplo, sugerir que ambos façam alguma coisa positiva juntos. Você acha que se afastar, fazer cara feia e ficar indisponível irá construir um relacionamento?

ACUSANDO

Você acusa seu parceiro diretamente de uma leviandade ou de ser infiel. "Você anda saindo com ela?" ou "Fez sexo com ele?". Não sabe necessariamente com certeza o que está acontecendo, mas acha que precisa deixar evidentes suas suspeitas. Quando seu parceiro nega que fez algo de errado, você trata essa negação como um falso pretexto – ele está mentindo, tentando fugir da responsabilidade. Você pode até tentar fazer acusações, algumas das quais sabe que são infundadas. Quer ver que tipo de resposta obtém de seu parceiro: ele parece culpado? Ela diz alguma coisa reveladora? Pode achar que os pensamentos raivosos que vêm a sua mente não podem ser interrompidos, então precisa trazê-los à tona expressando-os verbalmente: "Tenho que lhe dizer o que realmente penso". Você pode chamar seu parceiro de mentiroso, traidor, covarde por não admitir e declarar que ele não o merece. Depois que começa com as acusações, você não recua. Precisa provar que está certo. Não importa o que seu parceiro diga, você manterá sua posição.

Sharon acusou seu marido de estar interessado em outra mulher, de flertar e até mesmo ser infiel. Embora tenha admitido para mim que não tinha evidências sólidas – e que seu marido parecia ser um homem honesto –, ela se sentia oprimida por suas emoções no momento. "Olhe, eu estava tão furiosa que não consegui me segurar. Tive que dizer o que estava na minha cabeça." Ela estava experimentando o Sequestro Emocional e estava dominada pelos pensamentos e sentimentos. Então simplesmente começou com acusações. Mais tarde, quando se sentia menos incomodada, ela refletiu sobre o que havia dito a ele: "Eu me sinto tão envergonhada. Ele não fez nada para merecer isso. Simplesmente perdi o controle".

A desvantagem da estratégia de acusação é que ela provavelmente irá afastar seu parceiro – e afastar você ainda mais. Você se sentirá mais enraivecido, ansioso e ciumento quando der início a um rosário de acusações. Isso não significa que você não deva confrontar seu parceiro caso os fatos indiquem que alguma coisa esteja acontecendo. Entretanto, se fizer uma acusação apressada, os dois irão se lembrar disso por muito tempo, e será difícil se recompor.

Você pode achar que há algumas vantagens. Talvez seu parceiro confesse, e então você saberá com certeza. Ou então talvez seu parceiro prove que é totalmente fiel. Mas com que frequência você já viu o lado positivo da estratégia de acusação? Os relacionamentos melhoram por causa de acusações?

INVALIDANDO A CONCORRÊNCIA

Quando você invalida a pessoa com quem acha que está competindo, espera mostrar ao seu parceiro que ele está melhor com você. Afirma que a outra pessoa não é tão atraente, nem tão inteligente, nem tão bem-sucedida quanto você. Ela é entediante, não é confiável, é desonesta, até mesmo deplorável. Você pode dizer coisas como:

"Ela é uma idiota, você sabe disso. Ela só está interessada em subir na carreira", "Ele está sempre traindo a esposa. Não posso confiar nele com minha esposa", "Não acredito que a ache interessante; ela é tão entediante", "Ele perdeu um trabalho após o outro". Sua justificativa é a de que, se conseguir convencer seu parceiro de que a outra pessoa é inferior, ele não ficará interessado. E você também espera descobrir se seu parceiro vai defender a outra pessoa – o que você irá interpretar como um sinal de que de fato ele está interessado. Quanto mais você invalidar a outra pessoa, mais provavelmente seu parceiro irá discordar, o que aumentará sua suspeita. Qualquer defesa da outra pessoa ou relutância em se unir aos seus ataques só pode significar que seu parceiro a prefere a você.

A desvantagem dessa estratégia é que seu parceiro pode começar a vê-lo como irracional, hostil, injusto ou mesquinho – afastando vocês dois ainda mais. Isso não constrói um vínculo forte e positivo. Mesmo que seu parceiro concorde que a outra pessoa é indesejável, sua invalidação pode fazê-lo parecer uma pessoa crítica que vai continuar com o ataque. Isso provavelmente não vai ajudar seu relacionamento.

Você pode esperar que seu parceiro veja a luz, reconhecendo que a outra pessoa é verdadeiramente indesejável e que ele está muito melhor com você. Mas pergunte-se como se sentiria se seu parceiro invalidasse alguém de quem você gosta por uma amizade inocente, ou que respeita como um colega. Você também ficaria defensivo.

INVALIDANDO SEU PARCEIRO

Quando você decide invalidar seu parceiro, sua expectativa é argumentar de forma tão convincente sobre seus defeitos e inferioridade que ele se sente com sorte por ter você e incapaz de atrair outra pessoa. Sua esperança é mostrar a ele que não há outras opções além de você. Talvez saliente que seu parceiro é mentiroso, enganador, idiota e feio. Ele pode ter as habilidades sexuais em declínio ou estar menos atraente do que antes. Sharon reconheceu que houve vezes em que atacou seu marido, apontando suas falhas, sugerindo que ele havia perdido sua boa aparência, insistindo que ele era difícil de se relacionar e muito genioso e dizendo que o sexo não era bom. A implicação era: por que alguém mais iria querer ficar com ele?

Outra forma como você pode invalidar seu parceiro é lhe dizer todas as coisas terríveis que aconteceriam caso se separassem: "Você não vai ter mais dinheiro", "Não vou deixar que veja as crianças", "Você vai ficar sozinho para sempre". Você está podando todas as alternativas viáveis, convencendo-o a ser um perdedor sem nenhuma opção.

Invalidar seu parceiro também pode ser uma punição por estar interessado em outra pessoa. Ao rotulá-lo como indesejável, você espera transmitir a lição de que, se fizer alguma coisa para provocar seu ciúme, ele terá um preço a pagar.

As desvantagens dessa abordagem? Ela provavelmente afastará ainda mais vocês dois e poderá provocar retaliação – ou pelo menos atitude defensiva. Você provavelmente não conseguirá construir uma ideia forte de que um relacionamento com você é a alternativa desejável. Se seu parceiro o vê como punitivo e hostil, isso poderá levar a um rompimento – não pela ameaça da existência de outra pessoa, mas porque sua hostilidade levou ambos a se separarem. É menos provável que vocês recuperem o carinho, a proximidade e a confiança. Sua hostilidade pode se tornar muito mais significativa para seu parceiro do que os aspectos positivos do relacionamento.

Você pode pensar que invalidar seu parceiro transmitirá mensagens claras: ninguém o valoriza e ninguém consegue sair impune de nada. Ao exercer poder e controle, acredita que manterá seu parceiro, mas o tiro pode sair pela culatra, porque é muito provável que ele o deixe devido a sua hostilidade.

AMEAÇANDO TERMINAR O RELACIONAMENTO

Quando suas suspeitas se intensificam, você pode testar seu parceiro ameaçando terminar o relacionamento caso o comportamento dele não mude. Pode ameaçar deixá-lo, mandá-lo embora ou nunca mais vê-lo. Pode ir embora e não fazer mais contato com ele – deixando que ele se preocupe, assim como você tem se preocupado e sofrido. Seu ultimato pode ser assim: "Se fizer isso novamente, eu vou deixá-lo. Nunca mais vai me ver de novo". Em alguns casos, você pode sair de casa para ficar longe de seu parceiro, para ameaçá-lo com a ideia de que tudo pode acabar.

Se você descobriu uma infidelidade real, ela pode parecer uma razão suficiente para se afastar e ameaçar terminar o relacionamento. No entanto, muitas pessoas conseguem reconstruir os relacionamentos depois que um caso foi descoberto. É difícil, mas possível, se os dois parceiros trabalharem nisso. A decisão depende de vocês.

Há algumas desvantagens em ameaçar terminar o relacionamento. Se você não prosseguir com a ameaça, isso poderá levar seu parceiro a tratar suas preocupações como ameaças vazias – ele não vai levá-las a sério. Você pode perder a credibilidade. Isso pode até mesmo fazê-lo sentir a necessidade de aumentar o conflito ainda mais, só para estabelecer a credibilidade de suas preocupações. Suas ameaças também podem levar seu parceiro a fazer suas próprias ameaças – sua ameaça de ir embora pode levar seu parceiro a ir embora. Há alta reciprocidade para o comportamento negativo, pois ele tende a provocar respostas negativas por parte da outra pessoa. Pense na ameaça de sair do relacionamento como um último recurso. Há muitas outras estratégias mais adaptativas e menos arriscadas, as quais discutiremos posteriormente neste livro.

Você pode achar que há vantagens em ameaçar terminar o relacionamento. Aumentando os custos, espera motivar seu parceiro a levar suas preocupações a sério. Você pode ter expressado essas preocupações muitas vezes de forma mais calma, mas seu parceiro continua a ignorá-las. Acha que já não pode mais tolerar o comportamento dele e que estaria melhor e sofreria menos se terminasse a relação. Pode achar que a única forma de lidar com a intensidade de sua raiva e ansiedade é ameaçar ir embora, o que pode lhe proporcionar um alívio de curta duração. Ninguém pode lhe dizer se você deve ou não deve terminar o relacionamento. Tenho tendência a pensar que é importante considerar todas as outras opções possíveis. Obviamente, é disso que trata este livro. Você já experimentou todas as outras opções?

AUMENTANDO OS CUSTOS PARA SEU PARCEIRO

Você pode estar usando ameaças ou punição para reduzir qualquer liberdade de movimento que seu parceiro possa ter. Pode indicar que, se ele a deixasse, você ficaria com todo o dinheiro, manteria os filhos longe dele, arruinaria sua reputação ou ostentaria sua liberdade fazendo sexo com pessoas que ambos conhecem. Pode deixar claro que, se ele continuar com o comportamento atual, você irá aumentar os conflitos, contar aos familiares, recusar sexo ou não se encontrar com ele. Pode antecipar que o comportamento dele pode levar ao rompimento – desencadeado por um dos dois. Com essa opção de controle, você aumentou o nível da ameaça. Em alguns casos, você pode acabar ameaçando com violência – contra seu parceiro, contra si mesmo ou ambos. Acha que aumentar os custos irá mantê-lo preso a você – se ele estiver amedrontado demais para deixá-la, nunca fará isso.

Quais são as desvantagens dessa estratégia de controle? Por mais intensas e desconfortáveis que sejam suas emoções, tentar controlar as pessoas por meio de ameaças raramente é uma estratégia vencedora na manutenção de um relacionamento. Uma mulher me disse que tinha tanto medo do ciúme de seu parceiro que fugia para ver as pessoas e estava planejando secretamente se mudar do Estado para escapar das ameaças do marido. Não é possível controlar as pessoas por muito tempo. Embora essa estratégia possa lhe dar uma sensação de que vai obter o que quer, também é provável que afaste seu parceiro ainda mais. Ele pode romper a relação – não por causa de outra pessoa, mas porque não quer ser controlado e sofrer suas ameaças. Além disso, essa estratégia mantém você vigilante e ansioso, porque está tentando controlar o que é incontrolável: o que outra pessoa pensa, sente e faz.

Algumas vantagens que você pode perceber incluem saber o que está acontecendo, impedir que as coisas se revelem e mostrar ao seu parceiro que ninguém pode tratar você assim. Essas preocupações fazem sentido de certa forma, mas tentar controlar alguém com ameaças e punição pode não lhe proporcionar essas vantagens. É mais provável que seu parceiro se torne reservado, retraído, contra-ataque ou mesmo vá embora. Os próprios objetivos que você quer atingir podem ser minados. Você não pode controlar a liberdade de outra pessoa – e provavelmente não quer um relacionamento baseado nesse tipo de controle. Talvez haja uma maneira melhor.

TENTANDO DEIXAR SEU PARCEIRO COM CIÚME

Você pode tentar descobrir se seu parceiro está realmente comprometido com o relacionamento observando se ele fica com ciúme quando você flerta ou mostra interesse por outra pessoa. Pode flertar abertamente na frente de seu parceiro, dizer-lhe que vai sair com outra pessoa ou deixá-lo saber que está pensando em um de seus ex. Ou pode se tornar reservado e esperar que ele fique com ciúme, perguntando-se por que você não está disponível ou receptivo.

Quando achamos que nosso parceiro está com ciúme, tendemos a concluir que ele está comprometido com o relacionamento e que realmente se importa. Entretanto, essa é uma estratégia de alto risco, e o tiro pode sair pela culatra. Seu parceiro pode justificar o comportamento dele dizendo que você está fazendo a mesma coisa. Por que você deveria se queixar dele se também está flertando ou saindo com outra pessoa? Outra possibilidade é seu parceiro concluir que não pode confiar em você e, então, começar a se distanciar – ou mesmo ameaçar ir embora. Ele pode ver seu comportamento como abertamente manipulador e insultuoso e, então, retroceder – levando justamente ao que você mais teme: o fim do relacionamento.

Você pode achar que essa estratégia oferece uma vantagem, um teste para descobrir que tipo de relacionamento seu parceiro está procurando. Se não houver ciúme manifesto, você pode achar que ele realmente não quer um relacionamento de compromisso. Então pode querer reconsiderar seu próprio comprometimento. Minha visão é a de que essa estratégia é de alto risco porque as pessoas com frequência agem de formas destrutivas involuntariamente quando são provocadas.

CERCANDO SUA APOSTA

Esta é uma estratégia menos direta em que você procura alternativas ao seu parceiro. Quando uma mulher estava se sentindo desconfiada do namorado, o qual com frequência estava indisponível, começou a sair com um homem casado ao mesmo tempo. Como estava tendo atendidas suas necessidades de sexo e comunicação com o homem casado, ela sentia menos necessidade de receber essas coisas do namorado. Em consequência, expressava menos ciúme em relação a ele, mas sentia-se presa no limbo entre duas alternativas nada atraentes – um namorado que estava se afastando e um homem casado incapaz de se comprometer com ela. Sua autoestima afundou ainda mais. Algumas vezes, quando as pessoas estão com ciúme, começam a revisitar antigos amores. Elas pensam: "Por via das dúvidas, caso esse relacionamento atual não dê certo, provavelmente poderei voltar a sair com essa pessoa".

O problema com essa estratégia é que nenhuma das alternativas provavelmente será a melhor. Quando você se retrai e se torna reservado, diminui a proximidade com seu parceiro atual. Você está se compartimentando e pode gastar muita energia escondendo sua vida secreta. Outra desvantagem é que você pode ser descoberto.

Como isso poderia dar certo quando você expressou ciúme, mas então é exposto como aquele que está traindo ou escondendo coisas?

A estratégia de cercar a aposta o faz se sentir menos ameaçado pela perda caso ocorra um rompimento. Saber que outra pessoa está interessada em você pode ajudar a reforçar sua autoestima por algum tempo. Pode parecer que você tem uma apólice de seguro, uma posição de recuo. Estas são preocupações compreensíveis e podem fazê-lo achar que está mais no controle por algum tempo. Mas pense se você já conheceu alguém que tenha dito: "Construí um relacionamento mais forte com meu parceiro cercando a minha aposta". Meu palpite é que não.

SUA ESTRATÉGIA ESTÁ FUNCIONANDO?

Já examinamos algumas das estratégias mais comuns que você pode usar quando sente ciúme. Talvez você use mais de uma dessas estratégias ou mesmo algumas que não tenham sido abordadas neste capítulo. Pergunte-se o que espera conseguir com sua estratégia e reflita se isso está de acordo com seu interesse no longo prazo.

Você pode achar que não tem escolha – mas tem. Ao refletir sobre cada uma dessas estratégias, pode considerar se essa é a única forma – se é que é uma forma – de construir respeito, confiança e amor. Cada uma delas tem uma justificativa que pode fazer sentido e, em alguns casos, pode ser útil. Sempre achamos que algo de positivo resultará de nosso comportamento negativo. No entanto, cada uma dessas estratégias tem um inconveniente potencial, portanto, você precisa avaliar os riscos.

Você não é o único que está empregando estratégias ciumentas – muitas pessoas fazem essas coisas. Como você verá nos próximos capítulos, existem outras técnicas e estratégias que podem ser mais úteis. Elas também podem ter menos desvantagens; afinal de contas, quem quer que um relacionamento acabe por causa de uma estratégia usada em uma tentativa de mantê-lo?

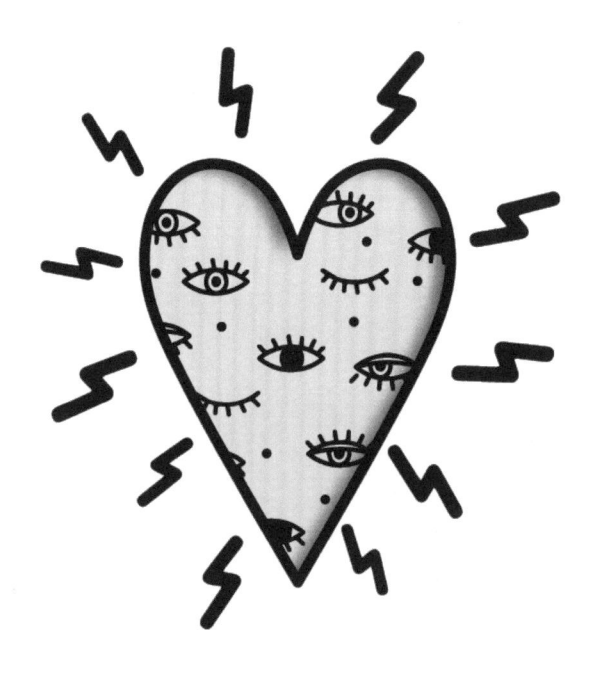

PARTE III
Contornando o ciúme

6

Recuando para observar e aceitar

Agora que já sabe como sua mente ciumenta opera com as emoções que tomam conta de você e como lidar com elas por meio do questionamento, da busca de reafirmação e da procura de indícios, estamos prontos para explorar algumas formas – mais poderosas e úteis – de viver. Você vai aprender a: recuar e observar o ciúme sem ser sequestrado por ele; reconhecer a diferença entre pensamentos, sentimentos e comportamentos; e responder aos pensamentos negativos opressores que parecem tão verdadeiros no momento. Podemos dar espaço para o ciúme sem que sejamos dominados por ele. Isso nos ajuda a aceitar que todos nós temos falhas e imperfeições e que todos temos dificuldades. Com essa aceitação, podemos viver no mundo real.

"COMO POSSO PARAR DE ME SENTIR ASSIM?"

No Modo Ciúme, nossos pensamentos e sentimentos são tempestuosos. É como se fôssemos pegos por um tornado, lançados no turbilhão dos ventos do medo, da raiva, da confusão e da tristeza. Os pensamentos saltam sobre nós e assumem o controle. Sentimos que não temos autocontrole, nenhuma habilidade para sair da tempestade. Os pensamentos retumbantes e as emoções aterrorizantes nos sugam, e frequentemente achamos que não há chance de escapar. Karen disse: "Sinto como se eu estivesse possuída por alguma força além do meu controle. Quando ele me diz que estava numa festa e encontrou sua ex-namorada, eu me sinto devastada por emoções terríveis que jamais pude imaginar. Minha vontade é de gritar. Mas que diabos, o que há de errado comigo?".

Costumamos pensar que nossa vida deveria ser livre de ciúme, raiva, ansiedade, tristeza e ressentimentos – deveríamos ser felizes o tempo todo. Mas a vida está repleta de frustrações e decepções que, às vezes, podem ser difíceis de conduzir. A vida nem sempre vai ser do jeito que queremos. Algumas vezes queremos *perfeccionismo emocional* – estar contentes, em paz, felizes e seguros –, mas a vida não funciona assim para nós.[34] E não funciona assim para ninguém. Quando um sentimento penoso se apresenta, somos envolvidos por ele – como se fosse o único sentimento que teremos. Nosso perfeccionismo emocional nos diz que as coisas não deveriam ser assim.

Como somos sequestrados, achamos que precisamos nos livrar desses sentimentos, banir esses pensamentos e limpar nossa mente e nosso coração. Queremos paz, transparência e certeza. Sem essa tranquilidade – que parece eternamente além de nosso alcance –, sentimos que estamos perdidos. No entanto, à medida que lutamos para nos livrar dessas experiências internas, sentimo-nos ainda mais impotentes e confusos. Não sabemos para onde seguir. A tempestade continua agitada dentro de nossa cabeça e de nosso coração ciumentos.

Sozinho e envergonhado, você pergunta: "Como posso parar de me sentir assim?". Você acha que não há como conviver com esses pensamentos e sentimentos. Pode até mesmo achar que, para acabar com a tempestade, precisa acabar com o relacionamento. Mas você ama essa pessoa e não quer perdê-la. Afinal, desde o começo, o ciúme não tem a ver com o desejo de manter seu parceiro?

Neste capítulo, exploramos como você pode conviver com os pensamentos e sentimentos – mesmo aqueles de que não gosta – sem ser sequestrado. É como aprender a tolerar aquele tio maluco que aparece para um jantar festivo. Você recua, observa, mas não se engaja. Observando e aceitando, você pode conviver com o ruído em segundo plano em sua cabeça sem prejudicar o relacionamento que valoriza.[35]

ABRINDO ESPAÇO PARA O CIÚME

Não presuma que o ciúme tem de desaparecer. Permita que ele esteja aí, sem que assuma o controle. Permita que ele seja o que vocês dois podem *aceitar* – no momento. Permita que o chateie, o amedronte – sem que tome conta de *tudo*. Pense no ciúme como alarmes soando, muitos deles alarmes falsos. Por agora, você vai reconhecer que o ciúme está presente, o alarme está disparando, e você e seu parceiro irão aceitá-lo.

Você já ouviu os sons antes: o ciúme é um eco que vem da rua, é uma buzina estridente no trânsito, é um grito que vem de uma ruela. Ele pode passar. Ele pode acordá-lo. Permita que aconteça sem se deixar ser sequestrado por ele. *Quando você ouve a sirene de um carro de bombeiros que passa, não precisa segui-lo.*

Imagine que seu relacionamento é suficientemente grande e enriquecedor para poder administrar e aceitar os ruídos em segundo plano de uma voz ciumenta.

Depois que vocês dois aceitarem que ele está presente, que ele soa alarmes, juntos serão capazes de dar os passos necessários para trabalhá-lo. É algo com o que os dois precisam aprender a conviver.

"Mas", você diz, "como posso tolerar esses sentimentos raivosos e ansiosos em relação a alguém que eu amo? Não suporto ter todos esses sentimentos. Eu não deveria me sentir de uma única maneira?". No poema "Canção de Mim Mesmo", Walt Whitman descreve como ama o velho e o jovem, o bonito e o feio, o rico e o pobre. Ele abraça tudo na vida, toda a humanidade.

Estou me contradizendo? Muito bem, eu me contradigo,
(Eu sou grande – Eu contenho multidões.)[36]

Pense que seu ciúme contém multidões, com uma gama completa de sentimentos em seu relacionamento. Ele contém amor e ódio, paz e conflito, medo e serenidade. Está totalmente ali, tudo faz parte da experiência total. Só nos contradizemos quando achamos que deveríamos nos sentir de *uma única forma*. Seu ciúme é uma das muitas experiências, formas de sentir e formas de se relacionar que farão parte desse grande e completo vínculo humano.

EU NÃO ESTOU OK, VOCÊ NÃO ESTÁ OK – MAS TUDO ESTÁ OK

Se você é o objeto de ciúme de seu parceiro, provavelmente o que você deseja – ou espera – é que o ciúme acabe, que ele desapareça. Você quer que as coisas fiquem bem com seu parceiro, que vocês tenham paz e felicidade. Quer calma e tranquilidade.

Em 1967, Thomas Harris publicou o *best-seller Eu estou OK, você está OK*. Acho que ele era um otimista. Afinal de contas, nós realmente acreditamos que estamos todos OK? Realmente acreditamos que não perturbamos um ao outro, decepcionamos um ao outro e julgamos a nós mesmos e às pessoas a nossa volta? Não acho que a perspectiva do livro seja realista.

Eu tenho uma ideia diferente sobre relacionamentos. Veja se ela se encaixa na sua experiência: eu não estou OK, você não está OK – mas tudo está OK. Afinal, não somos todos um pouco irracionais, um pouco malucos, um pouco injustos? Se você está OK com isso, então pode viver neste mundo de pessoas imperfeitas e anjos caídos e trilhar entre os altos e baixos da vida. Com frequência gostaríamos de viver em Utopia, um lugar de perfeita harmonia. Mas tenha em mente que a palavra "utopia" foi extraída da palavra grega para "lugar nenhum". Você não pode chegar lá, porque ele não existe. Vejamos algumas formas de encarar este mundo, o mundo em que vivemos, e que podem ajudar nosso relacionamento.

Em uma caverna, juntos

Pense desta forma. Seu parceiro, que está se sentindo dominado pelo ciúme, sente-se sozinho, amedrontado, impotente, confuso. Imagine que ele está dentro de uma caverna escura. Existem diferentes passagens nessa caverna. Vocês estão tentando encontrar uma saída – juntos. Estão com medo e se sentindo perdidos enquanto seguram uma vela. Você teme que a vela apague e ambos fiquem completamente no escuro. Mas os dois percebem que, se segurarem a vela juntos e soprarem compaixão na chama, haverá mais luz. Pode ser que não saibam qual o caminho para a saída, mas sabem que podem caminhar juntos.

Amar significa caminhar juntos no escuro

Assim como precisamos criar um espaço para o ciúme em nossos relacionamentos íntimos, também precisamos abrir espaço para ele em nossas relações de trabalho, família e amizade. Sentimentos penosos e difíceis podem surgir em qualquer relacionamento importante. Você pode ter uma visão idealizada de como as coisas devem ser feitas em seu trabalho. Digamos que, segundo essa visão, todos devem ser justos, o tempo todo. Essa visão seria maravilhosa se vivêssemos nesse tipo de mundo. Mas não vivemos. Portanto, o fato de que outra pessoa pode receber mais atenção do que nós é uma realidade que temos de estar preparados a enfrentar. Não podemos continuar dizendo "Não posso acreditar que isso aconteceu!" quando parece que está acontecendo por toda parte. Só porque as coisas não são justas não significa que você não pode vencer o jogo. Temos de aprender a viver efetivamente em um mundo onde a injustiça está presente. As pessoas de sucesso sabem como lidar com a injustiça. Elas não levam para o lado pessoal e traçam uma estratégia para o sucesso.

Aceitando todas as emoções

Abrir um espaço para o ciúme significa que reconhecemos que nossos relacionamentos são complexos, portanto, precisamos aceitar uma ampla gama de emoções – nem sempre positivas e agradáveis. Podemos amar um parceiro ou amigo e mesmo assim ter sentimentos de raiva, ciúme, ressentimento e vingança em relação a ele. Isso não quer dizer que agimos segundo esses sentimentos, mas significa que as pessoas podem nos frustrar, nos desapontar, nos aborrecer e nos decepcionar.

Nosso desejo irrealista de ter somente sentimentos puros e maravilhosos em relação às pessoas em nossas vidas é o que chamamos de "mente pura".[37] Dizer "Só devo ter sentimentos positivos por eles, e eles só devem ter sentimentos positivos por mim" é um tipo de perfeccionismo emocional. Lamentavelmente, esse não é o mundo em que vivemos. O mundo real está cheio de decepções – juntamente com alegria, significado e amor. Mas ninguém é assim tão bom. Nós tendemos a decepcionar uns aos outros em algum momento. A questão é: podemos nos revigorar e reparar os danos? Podemos sobreviver às falhas empáticas em que deixamos a desejar em termos de conexão, apoio e cuidados em relação ao que a outra pessoa espera de nós? Viver a vida sem decepção não é uma possibilidade. Todos nós falhamos em algum ponto, inclusive eu mesmo.

Todos nós somos anjos caídos

O que você faz quando fica desapontado ou desiludido? Alguns de nós nos tornamos pessimistas, alguns constroem muros a sua volta, outros atacam o mundo em protesto e outros, ainda, adquirem visões realistas e mais complexas da vida e dos relacionamentos. Eu escolho esta última opção.

Aprendi que tentar ser um santo tem como resultado viver o inferno na terra. A verdade é que todos nós somos anjos caídos. Lembre: ninguém é assim *tão* bom. Ninguém está livre de ciúme, ressentimento, inveja, aborrecimento, raiva ou desapontamento. Todos temos um lado obscuro, junto com um lado mais luminoso – apesar do nosso desejo de ter apenas o lado luminoso. Relacionamentos não são simplesmente sobre sentir-se bem o tempo todo. Relacionamentos podem ser difíceis, quase impossíveis, às vezes. Nem sempre é fácil amar alguém ou ser amado. Não é fácil ter amigos, irmãos e colegas. Podemos ser difíceis uns com os outros.

Relacionamentos são sobre a capacidade de sentir tudo e ainda assim seguir em frente. No lugar do perfeccionismo emocional, eu sugeriria complexidade emocional e riqueza emocional.

Observar em vez de lutar

Um pensamento ou sentimento pode se tornar ainda mais poderoso quando lutamos para eliminá-lo. Queremos gritar para nós mesmos: "Pare de pensar como você está pensando!". Ou nos repreendemos pelos sentimentos que temos: "Você está fazendo isso de novo, fraco, está sentindo ciúme". Entretanto, quanto mais lutamos, mais fortes se tornam os pensamentos e sentimentos. É como um daqueles monstros da bomba atômica da década de 1950 que se torna mais forte cada vez que atiramos nele. Ele fica maior e suga a energia de nosso poder de fogo. Enquanto estamos ocupados tentando derrubar nossos pensamentos e sentimentos, a luta os torna mais fortes. Então, o que podemos fazer quando nos sentimos assim?

Uma abordagem útil é denominada *mindfulness*, que é simplesmente prestar atenção ao momento presente, sem julgamento e sem tentar controlar as coisas.[38] *Mindfulness* nos permite estar aqui, neste momento, sem saltar adiante para o futuro e sem saltar para trás no passado. É uma atitude que nos permite abandonar aquilo contra o que estamos lutando – pensamentos sobre o passado e pensamentos sobre o futuro – para simplesmente observar o momento presente. Quando temos ciúme, prestamos atenção excessiva aos nossos pensamentos, revivendo um momento passado e antecipando um futuro que pode nunca acontecer. *Mindfulness* nos permite encontrar um espaço seguro no momento presente no qual relaxamos. Podemos relaxar primeiramente prestando atenção a nossa respiração. Vamos tentar isso agora.

Por um momento, observe sua respiração. Note onde ela está em seu ciclo. Você está inspirando ou expirando? Apenas mantenha a atenção em sua respiração. Não tente controlá-la, não a julgue – apenas observe. Observe sua respiração no momento presente, note como ela muda, como flui, como o ar entra e sai. Note que sua mente pode vagar até outros pensamentos ou sons e, então, gentilmente se volte para sua respiração. Note onde ela está em seu ciclo, observe como o ar entra e sai.

E se pudéssemos fazer isso com nossos pensamentos e sentimentos? Imagine que você tem o pensamento: "Meu parceiro pode estar flertando com alguém". Imagine que o pensamento é a respiração que entra e sai. Imagine-se observando esse pensamento, como se fosse uma cadeia de palavras vagando pelo céu. Imagine que você observa esse pensamento se movendo lentamente em uma brisa suave. Imagine que ele está se movimentando junto com o vento. Fique onde está e observe seu pensamento. Não faça mais nada, apenas observe. Ele está aqui, e você o está observando. Nada está acontecendo, o pensamento está vagando pelo céu, você está observando, parado no momento presente, observando, deixando o pensamento ir e vir enquanto ele flutua. Note que você ainda está aqui, no momento presente. Está observando seu pensamento ciumento e escolhendo não fazer nada além de observá-lo. Outra forma de fazer isso é ver seu pensamento em uma tela de cinema. Você está sentado na sua poltrona, confortavelmente, assistindo a sua exibição. É apenas um filme – uma cena, e depois irá passar. Você está aqui, mas o pensamento está lá.

Você não é o pensamento, e o pensamento não é você. Você pode permitir que o pensamento ciumento seja ele mesmo. Ele pode vagar, pode chamar, mas você está seguro em sua poltrona. Observa os pensamentos e sentimentos indo e voltando, notando como podem passar por perto. Eles estão em movimento. Se você não se agarrar a um pensamento, ele irá embora, vagando para longe de você.

Ele também pode flutuar de volta. Observe-o, deixe que ele venha e vá como sua respiração, como as ondas na praia, gentilmente indo e vindo. Você está aqui. Está observando. Está criando um espaço. Está deixando que as coisas aconteçam.

> **EXERCÍCIO – *MINDFULNESS* DA RESPIRAÇÃO:** Neste exercício, você simplesmente se senta e observa sua respiração – sem julgar como está se saindo, sem tentar controlar o que está fazendo. Simplesmente observa e deixa sua respiração ir e vir. O propósito é praticar a observação do momento presente e relaxar com seis instruções simples:
>
> 1. Encontre um lugar silencioso e confortável para se sentar com as costas retas.
> 2. Foque a atenção na sua respiração e observe o ar entrando e saindo.
> 3. Simplesmente observe sua respiração enquanto ela suavemente flui, indo e vindo.
> 4. Note que sua mente vai para outro lugar – para pensamentos, memórias, sons.
> 5. Gentilmente traga sua atenção de volta para sua respiração.
> 6. O que você observa sobre sua mente?
>   - Ela está vagando até outros pensamentos e sons?
>   - Ela está muito ocupada?
>   - Você está indo atrás da sua mente em vez de permanecer no momento presente?
>   - Você está julgando como está se saindo?

Você pode achar que sua mente ciumenta o sequestra e que você perde o controle quando esses pensamentos e sentimentos surgem inesperadamente. Com alguma prática de *mindfulness*, pode imaginar que esses pensamentos e sentimentos ciumentos são simplesmente sons exteriores. Você pode observá-los e, então, trazer a atenção de volta para sua respiração ou para o momento presente. Pode observar os pensamentos ciumentos e, então, deixá-los de lado no momento.

Validando seu ciúme

Você pode estar lutando contra o ciúme há algum tempo – talvez em outros relacionamentos, frequentemente em segredo, guardando esses pensamentos e sentimentos para você mesmo. Pode se sentir confuso ou envergonhado, achando que há algo terrivelmente errado com você. Seu ciúme pode surgir a qualquer momento – quando seu parceiro está longe, quando os dois estão socializando com outras pessoas, quando você está sozinho e pensa em seu antigo parceiro. O ciúme pode aparecer a qualquer momento.

Isso é difícil para você. Seu ciúme não é algo que desejou ter, não é algo que planejou. Às vezes, acha que ninguém sabe realmente o quanto isso é difícil para você. Além disso, não pode conversar a respeito com a pessoa que lhe é mais próxima

– seu parceiro –, o objeto de seu ciúme, pois sempre que conta a ele sobre seus sentimentos, o efeito parece ser o contrário do esperado. Seu parceiro pode dizer:

- Deixe-me em paz.
- Isso é problema seu.
- Eu não fiz nada de errado.
- Você deve ser inseguro.
- Por que você é tão neurótica?

E isso só faz você se sentir pior. Portanto, vou sugerir uma forma diferente de olhar para seu ciúme – eu sugiro que você tenha o direito a todos os seus sentimentos. Não dizemos a uma pessoa que está com dor de cabeça "apenas supere isso". Não dizemos a alguém com indigestão "Não há razão para se sentir assim". Esses são seus sentimentos. Sua ansiedade, sua tristeza, sua raiva, seu ciúme. Eles são seus no momento.

Por ora, recue e respeite os sentimentos pelo que eles são: uma parte de sua experiência no momento presente. Uma parte difícil – mas essa é a sua experiência. Permita-se ter seus sentimentos.

Mas tenha em mente que isso não significa que seus pensamentos sobre o que está acontecendo sejam baseados em fatos. Eles podem ser ou podem não ser. E fatos são diferentes de sentimentos. Posso me sentir triste porque acho que ficarei sozinho para sempre, mas a tristeza só é verdadeira para mim porque estou tendo esse sentimento. Eu posso estar errado quanto ao futuro – sobre ficar sozinho para sempre. Somente os fatos comprovarão se isso é verdadeiro. Mas nossos sentimentos existem e são incontestáveis. E algumas vezes são difíceis no momento em que os sentimos, portanto, precisamos validá-los. Validação é o reconhecimento da verdade. E a verdade é que você está tendo sentimentos ciumentos, eles são seus sentimentos e são penosos.

EXERCÍCIO – VALIDANDO A SI MESMO: Você pode validar seu ciúme dizendo a si mesmo:

- Esses são meus sentimentos neste momento, e tenho o direito de sentir o que sinto.
- Esses são sentimentos difíceis para mim, e preciso aceitar essa dificuldade.
- É difícil ter esses sentimentos quando você se importa com alguém, portanto, é difícil para mim.
- Algumas vezes vou me sentir sozinho e incapaz de expressar esses sentimentos – o que torna as coisas difíceis.
- Não estou sozinho – o ciúme faz parte da existência humana.

Frequentemente pensamos que o ciúme é apenas um sinal de um problema. Mas você não sentiria ciúme se o relacionamento não significasse nada. Portanto, também reconheço que o ciúme pode se originar de valores positivos e do compromisso que você tem com alguém. Ciúme é seu reconhecimento de que alguém é importante para você, de que compromisso, honestidade, profundidade e amor significam muito para você. Pergunte a si mesmo se seu ciúme é um sinal doloroso de amor e compromisso. Respeite-se por ter valores de amor, intimidade, romance e lealdade. Afinal de contas, seu ciúme mostra o quão conectado você está. E reflete seu temor de perder essa conexão. Vamos examinar minha conversa com uma cliente que estava lutando contra o ciúme:

Bob: Às vezes o ciúme está relacionado aos valores positivos que temos, como o valor da monogamia, do compromisso, da honestidade, da proximidade. São esses os valores que você tem?

Carol: Sim, é claro.

Bob: Então, uma forma de encarar seu ciúme é que as coisas são importantes para você. Você não é uma pessoa superficial quando se trata de um relacionamento. Leva as coisas a sério.

Carol: É claro que levo.

Bob: E se seu parceiro lhe dissesse: "Sabe, eu acho que todos deveriam ser livres para fazer o que querem, então, se você quiser sair com outras pessoas – e fazer sexo com elas –, não terá problema para mim". Se seu parceiro dissesse isso, o que você acharia?

Carol: Eu acharia que ele quer me trair com outras pessoas. Não confiaria nele.

Bob: De certa forma, você iria querer que seu parceiro fosse capaz de ter ciúme, porque isso seria um sinal de compromisso e um sinal de que você é importante para ele.

Carol: Sim, se ele não tivesse ciúme, eu acharia que não poderia confiar nele. Também acharia que na verdade eu não sou importante para ele.

Bob: Talvez o ciúme, assim como qualquer emoção, tenha um lado positivo e um lado negativo. Acho que é importante reconhecer que ciúme não só faz sentido como também pode ser uma capacidade de compromisso e confiança.

Carol: Isso faz eu me sentir um pouco melhor sobre quem sou.

O primeiro passo na validação do ciúme é reconhecer que envolve sentimentos penosos e difíceis. O passo seguinte é ver suas preocupações, sua raiva e sua ansiedade como provenientes do fato de que *alguém é importante para você*. Você tem ciúme porque alguém que valoriza, um relacionamento que é importante, pode estar ameaçado. É essencial afirmar a importância do amor e do comprometimento, dos valores de intimidade e honestidade, dos desejos de profundidade e significado. Sim, eles são importantes. Mas, às vezes tragicamente, a raiva e a ansiedade são o resultado do ciúme. Você sente coisas porque elas são importantes para você.

Assim você está preso ao que parece ser um dilema – amar alguém, mas temê-lo também. Como isso deve ser difícil! Valide a dificuldade, o dilema e o conflito dentro de si mesmo. Crie um espaço para o que está dentro de si. Você está repleto de multidões.

Outra forma de validar seu ciúme é reconhecer o quanto uma emoção é universal. Conforme discutido no Capítulo 1, podemos encontrar ciúme no mundo inteiro, em diferentes culturas, em diferentes períodos históricos. Encontramos ciúme em crianças, até mesmo em bebês. Em animais e mesmo em insetos. Portanto, compreender a natureza universal de seus sentimentos pode ajudá-lo a se sentir menos sozinho, menos perturbado, como se fosse o único a sentir isso. Quando reconhecemos que nossos sentimentos e nossas necessidades podem ser universais, podemos aceitá-los. Podemos permiti-los no momento.

Considere a forma como você está vendo as coisas. Se acredita que seu parceiro pode traí-lo, podemos entender como surgiriam sentimentos de ciúme a partir dessa crença. Podemos ver que muitas pessoas podem sentir ciúme se acreditarem que seus parceiros podem traí-las. Se você pensa, às vezes, que teria dificuldade em viver sua vida, ou que se sentiria humilhado, se seu parceiro o traísse, então podemos entender o quão fortes seriam suas emoções. Independentemente de descobrir que suas percepções estão certas, erradas ou em algum ponto intermediário, estas são suas percepções no momento presente, e elas podem dominá-lo com sentimentos dolorosos. Validar seus sentimentos significa também reconhecer que seus pensamentos e suas percepções podem estar associados a esses sentimentos.

Se você tem uma história de traição – se antigos amores o traíram ou se seu parceiro atual foi infiel –, é compreensível que sinta ciúme. Isso o deixaria propenso a ter esses sentimentos e a ver uma possibilidade de traição em sua experiência atual. Se um de seus pais, ou ambos, foi infiel, foi embora ou não estava disponível, também podemos compreender que se sinta ansioso, porque isso estabeleceria a base para as dificuldades com confiança e o deixaria mais sensível. Portanto, sim, entenda que o que você está experimentando neste momento pode decorrer, em parte, de experiências passadas.

E devemos validar que pode ser possível que seu parceiro não seja completamente confiável. Talvez realmente exista alguma coisa relacionada a sua suspeita, talvez seu parceiro não seja completamente transparente, talvez ele não seja tão confiável quanto você gostaria. Talvez você esteja certo, às vezes, ao achar que está acontecendo alguma coisa errada. Assim, pode estar respondendo a suspeitas que podem se revelar válidas. Entretanto, mesmo assim, mesmo que seus pensamentos e sentimentos façam sentido, mesmo que alguma coisa possa estar acontecendo, ainda há muito que podemos fazer para ajudá-lo a lidar com isso.

É importante validar os sentimentos que você está tendo, respeitá-los. Assumi-los como seus, reconhecer que algumas vezes os sentimentos são penosos, que é doloroso amar alguém, que somos magoados e as pessoas nos decepcionam. Algumas vezes nossos temores se tornam realidade. Sim, reconheça isso, valide e compreenda como é e por que machuca. E saiba que, mesmo que aceitemos e validemos o que sentimos, também é possível lidar melhor com tudo isso.

Afastando-se do ciúme

Validar os sentimentos não significa ser sequestrado por eles. Você pode reconhecer sua ansiedade e raiva no momento presente, pode apontar para seu ciúme e dizer "Posso ver que estou me sentindo assim novamente", mas recua, se distancia e faz uma pausa para refletir. Enquanto se afasta dos sentimentos por um momento, faça as seguintes perguntas:

- Eu realmente quero ser sequestrado por esses pensamentos e sentimentos?
- Eu quero alimentar meu ciúme? Ou quero me afastar dele?
- O que vai acontecer se eu deixar que isso assuma o comando?
- O que vai acontecer se eu agir com base no sentimento?
- É possível que eu possa estar interpretando mal as coisas?
- Quais são algumas coisas que posso fazer para lidar melhor, no momento presente?

Quando recuamos assim, podemos ver os vieses, os pensamentos, as ações e as respostas com maior clareza. Embora validando a dor, também podemos examinar os pensamentos que contribuem para a dor, como agimos de acordo com nosso ciúme e como respondemos às nossas emoções – ao mesmo tempo ainda as reconhecendo como penosas. Ter esses sentimentos é muito difícil, às vezes, mas interrogar, repreender, punir, ameaçar, seguir, ruminar e preocupar-se só aumentam a dor. Os pensamentos e sentimentos não têm que ditar o que fazemos ou o que dizemos. Podemos encontrar outras formas de enfrentamento, formas melhores. Não somos escravos de nossa mente. Nós é que decidimos. Recuamos, pensamos e consideramos as opções.

Veja se há um modo diferente de lidar com a forma como se sente. Por exemplo, você pode descobrir que – embora a maneira como se sente possa parecer devastadora, permanente e fora do controle – suas emoções atuais são temporárias e não necessariamente destrutivas, e que não precisam controlá-lo. Pense como pode colocar as coisas em perspectiva para ajudá-lo a recuar, aceitar, observar, resolver problemas, construir uma vida maior, engajar-se significativamente, melhorar a comunicação com seu parceiro e aprender que essa vida que está vivendo não depende de nenhuma pessoa – exceto de você mesmo.

Tendo compaixão por você mesmo

Ninguém melhor do que você sabe como o ciúme é difícil. Não importa o quanto seus amigos possam ser compreensivos, empáticos ou atenciosos, nenhum deles está passando pela experiência neste momento como você está passando. Seu ciúme provém de um temor de ser traído ou abandonado por alguém que ama. Esse pode ser o mais difícil cenário de emoções que já sentiu. Há vezes em que você fica irritado consigo mesmo por ter esses sentimentos, vezes em que fica envergonhado por estar sentindo da forma como sente e vezes em que teme que seu mundo esteja entrando em colapso.

Esse é o momento de recuar, afastando-se da experiência presente dos sentimentos opressores, e pensar em si mesmo como alguém com quem se preocupa, alguém que respeita, alguém que ama. Podemos chamar isso de *compaixão*, porque você quer um fim para seu sofrimento e sua dor, quer atenção direta e amor acolhedor para si mesmo. Quer se abraçar – junto com seu coração ciumento – imaginando que envolve seus braços em torno de si mesmo, abraçando-se e garantindo que sempre tentará estar ao seu lado. É assim que você pode cuidar e acalmar o coração partido dentro de si.[39]

Você sempre está com você. Sempre pode se amar. Você precisa de amor, então por que não dá-lo a si mesmo? Por que não estar sempre ao seu lado?

Você pode imaginar a pessoa mais compassiva, calorosa e amorosa de sua infância ou entre seus amigos lhe dizendo: "Eu o amo, eu me importo com você, eu o aceito". Imagine essa pessoa envolvendo-o com seus braços, abraçando-o gentilmente em um abraço delicado e amoroso, estando completamente aqui com você neste momento.

Imagine que você é amado – *por você*. E imagine que você está sempre com você, sempre ali para abraçá-lo em seu coração. Quando temer a perda do amor, lembre-se de que você está sempre aqui para amá-lo. Então pode sentir paz por um momento, como uma serenidade que o agasalha, uma calma que o envolve. Mesmo em uma tempestade, pode ser calmo dentro desse abraço amoroso.

Agora que você já deu um passo atrás, para observar, escutar e permitir que o ciúme esteja ali, pode começar a examinar seus pensamentos.

7

Convivendo com seus pensamentos

Quando tem um pensamento ciumento, você já tentou gritar consigo mesmo para se libertar dele? "Pare!", você pode dizer, "chega!". Se já fez isso, deu certo? Em psicologia, isso é conhecido como interrupção do pensamento. Os psicólogos costumavam, por exemplo, dar tiras de borracha para as pessoas colocarem em volta do pulso, a fim de que, quando tivessem um pensamento indesejado, elas estalassem a tira contra a pele numa tentativa de se livrar do pensamento. Mas a ideia por trás da interrupção do pensamento sugere que os pensamentos devem ser temidos e evitados. O problema é que os pensamentos indesejados continuam retornando – eles reverberam – e ninguém pode ficar estalando a pele dia e noite. E isso nem mesmo pode convencer as pessoas de que elas não podem conviver com pensamentos indesejados – que precisam se livrar deles.

Se você está fazendo algo parecido com os pensamentos de ciúme, descobrirá que acaba prestando mais atenção a eles quando tenta suprimi-los. Você procura mais pensamentos de ciúme e – *presto* – acaba por encontrá-los. Mas e se estivesse focando em alguma coisa completamente diferente? E se estivesse atento às nuvens no céu, ao som da chuva no telhado, às cores dos livros a sua volta, ou estivesse tentando observar sua respiração enquanto o ar entra e sai? Você pode reconhecer e aceitar os pensamentos de ciúme, mas desviar sua atenção para alguma coisa fora de si mesmo – alguma outra coisa. Note em que está focando e pergunte-se se existe alguma outra coisa que poderia ser mais importante, mais relaxante, mais tranquilizante.

Neste capítulo, vamos examinar formas de conviver com pensamentos indesejados para que possamos prosseguir com nosso comportamento valorizado – independentemente do ruído em segundo plano que parece bombardear nossa mente.[40] Não temos que ir atrás da ambulância que ouvimos na rua, não temos que ouvir a conversa na mesa ao lado e não temos que atender a todas as ligações de *telemarketing* que recebemos.

Da mesma forma, em vez de estalar uma tira de borracha contra sua pele quando tiver um pensamento, você pode usar uma grande variedade de técnicas poderosas para conviver com o ruído. Não é porque um pensamento surge em sua mente, que você precisa passar o dia inteiro às voltas com ele. Você tem uma escolha. Pode reconhecê-lo, dizer a si mesmo "Estou vendo esse pensamento bem aqui" e, então, continuar fazendo outras coisas. É como notar uma pequena caixa de correio na beira da calçada enquanto passa dirigindo. Você não para e a inspeciona. A mesma abordagem funciona com os pensamentos de ciúme – você pode notá-los, apontá-los em sua mente, dizendo "aí está novamente", mas então seguir em frente com o que está fazendo. Permitir que esses pensamentos simplesmente *sejam* possibilita conviver com eles por enquanto – sem que eles nos controlem.

COMO PENSAMENTOS NEUTROS SE TORNAM EVENTOS IMPORTANTES NA VIDA

Durante o curso de um dia, você experimenta milhares de pensamentos e imagens. No entanto, no fim do dia, provavelmente irá se esquecer de quase todos eles. Faça uma pausa na leitura por um minuto, feche os olhos e tente recordar o que está imediatamente a sua volta, onde quer que você esteja.

Estou sentado em meu estúdio. Com os olhos fechados, consigo imaginar o monitor a minha direita, uma janela a minha frente, aberta para um céu nublado, uma pilha de arquivos em uma caixa no chão, uma cadeira cheia de livros e um gato na porta, na expectativa de vir me ajudar a escrever. Mas, honestamente, exceto pelo gato, não notei essas coisas quando comecei a escrever este capítulo. Eu estava focado nos pensamentos que estavam em minha cabeça, nas palavras na tela e na minha ânsia de verificar os *e-mails* mais uma vez. Em outras palavras, há muitos pensamentos, imagens e sensações flutuando, entrando e saindo de nossa consciência temporária, mas – a menos que façamos uma pausa para realmente prestar atenção – vamos nos esquecer deles.

Aparecem em nossa consciência imediata certos tipos de pensamentos aos quais damos mais atenção do que a outros. Alguns podem ser prazerosos, como o pensamento de conversar com meu amigo e sua esposa no jantar de hoje à noite. Entretanto, outros podem ser perturbadores, como aqueles de ciúme. Se você é propenso ao ciúme, é possível que tenha muitos destes pensamentos perturbadores: sobre seu parceiro flertando com alguém, sobre o relacionamento anterior de seu parceiro ou sobre seu parceiro o traindo. Quando esses pensamentos surgem em sua consciência, você rapidamente fica preocupado. É como se sua mente dissesse: "Deixe tudo de lado e *dê atenção a esses pensamentos*!".

Esses pensamentos são conhecidos como *intrusivos*, porque, quando ocorrem em sua mente, você os percebe como indesejados e negativos. Isso ativa sua estratégia sobre pensamentos ciumentos, que é composta de uma série de passos que sua mente dá que transformam a ocorrência neutra de um pensamento em sua mente em um evento importante na vida. Isto é o que você pensa sobre seus pensamentos intrusivos:

1. "Este pensamento é importante."
2. "Preciso prestar atenção a este tipo de pensamento."
3. "Este pensamento está se destacando – isso significa que alguma coisa está acontecendo."
4. "Se eu tenho este pensamento, significa que meu parceiro não merece confiança."
5. "Este pensamento pode me ajudar a prever o que vai acontecer."
6. "Este pensamento pode ajudar a evitar que eu seja pego de surpresa."
7. "Tenho a responsabilidade, comigo mesmo, de checar as coisas e descobrir o que realmente está acontecendo."

Vamos examinar cada um desses passos. Considerando os milhares de pensamentos e imagens que tem durante o dia, você pode, de repente, estar tratando certos pensamentos como mais relevantes do que outros. Um pensamento de ciúme se torna muito importante – sua simples ocorrência é importante para você. Você não o deixa para lá. Não diz "Isso é uma bobagem" ou "Isso é só um pensamento", como faz com outros pensamentos. Em vez disso, diz: "Isso é importante". E sendo importante, sente a necessidade de prestar atenção a esse pensamento. Então começa focando em alguma ocorrência de um pensamento de ciúme e, é claro, encontra o que está procurando.

O motivo pelo qual encontra pensamentos de ciúme é que você os está buscando: "Eu tenho algum pensamento de ciúme?". E o simples fato de se perguntar isso significa que você deve ter um pensamento de ciúme. Então sua mente dispara, procurando esses pensamentos, e os encontra repetidamente. Outros pensamentos são desprezados, descartados, ignorados. Você está em uma busca – uma *caçada de pensamentos* – em sua mente ansiosa. E encontra o que está procurando – mais ciúme!

Agora que está procurando pensamentos de ciúme em sua mente – e encontrando-os repetidamente –, você conclui que a ocorrência do pensamento indica que alguma coisa real está acontecendo. Você pensa que o pensamento não é aleatório; não é apenas um ruído em sua cabeça. Você o vê como um sinal de alerta, um alarme que está lhe dizendo alguma coisa. E, a essa altura, começa a pensar que ter o pensamento significa que seu parceiro não merece confiança: "É possível que minha parceira esteja procurando a sua volta – acabei de ter esse pensamento –, e talvez ela esteja.

Talvez eu não possa confiar nela". Você está tratando o pensamento como *evidência para desconfiança*. É como se alguém o acusasse de um crime dizendo: "Alguém teve um pensamento de que você é um criminoso. Essa é a evidência". E o juiz batesse o martelo e determinasse: "Culpado da acusação".

Então você começa a tratar esses pensamentos como autoproteção. Você acredita que eles o estão ajudando, alertando para uma possível traição, a possibilidade de as coisas se revelarem. Eles funcionam como um sistema de alerta de longa distância: como se fossem ajudá-lo a ver os mísseis sendo lançados, antes de colidirem. Esses pensamentos são sua proteção – com eles, você não será pego de surpresa, não será magoado, não será humilhado. Então você não quer baixar a guarda; não quer desligar seu sistema de alarme.

Todos esses pensamentos de alarme estão soando, e agora você precisa descobrir o que realmente está acontecendo. Há algum incêndio? Seu parceiro está mentindo? Alguma coisa está acontecendo? Você não diz: "Oh, isso é apenas um pensamento; posso ignorá-lo". Não. A essa altura, diz: "Esse é um pensamento sobre o qual tenho que fazer alguma coisa". Então, começa a procurar evidências – e a busca é tendenciosa. Você está procurando indícios para confirmar o pensamento: pequenos sinais de que sua parceira está perdendo o interesse, que ela está flertando, que outros estão interessados nela. Você até examina sua *imaginação* na busca de evidências: "Se eu posso imaginar, então deve ser verdade". Assim, qualquer fantasia ou imagem que você forma de seu parceiro falando, flertando ou tocando em alguém se torna evidência de culpa.

AVALIANDO PENSAMENTOS INTRUSIVOS

Você avalia seus pensamentos intrusivos de ciúme e imediatamente os considera importantes, pessoalmente relevantes e preditores do que irá acontecer. Mas vamos fazer uma pausa por um momento e refletir sobre isso; vamos pensar sobre seu pensamento. Talvez suas avaliações sejam equivocadas. Talvez haja outra forma de olhar para esses pensamentos. Talvez você não tenha que ficar preso a eles, ser sequestrado por eles, deixar que eles o desorientem, levando-o à confusão do ciúme.

Vamos analisar suas avaliações dos pensamentos ciumentos. Examine-os novamente e compare-os com outra maneira de ver as coisas. Você vem tratando a simples ocorrência de seu pensamento ciumento como um evento importante. E se o pensamento for *apenas um pensamento*?

1. "Este pensamento é importante."

Não necessariamente. Talvez ele seja apenas um acionamento aleatório em seu cérebro. Talvez seja um velho hábito de pensar. Simplesmente ter um pensamento não o torna importante. É apenas um pensamento.

2. "Preciso prestar atenção a este tipo de pensamento."

Não preciso dar muita atenção a um pensamento só porque ele ocorre. Posso simplesmente notá-lo e então abandoná-lo. Você não tem que remoê-lo. Você tem milhares de pensamentos, todos os dias, os quais não fica remoendo. Abandonar certos pensamentos pode ajudá-lo a seguir em frente com sua vida.

3. "Este pensamento se destaca – isso significa que alguma coisa está acontecendo."

Você já teve esses pensamentos de ciúme incontáveis vezes, e muitos deles foram alarmes falsos. Um pensamento não é um barômetro; não é um termômetro. É apenas um pensamento. E pensamentos nem sempre estão conectados ao que está acontecendo.

4. "Se eu tenho este pensamento, significa que meu parceiro não merece confiança."

Independentemente de seu parceiro o estar traindo ou não, isso não está baseado em você ter um pensamento – está baseado no comportamento dele. Você pode examinar as evidências mais tarde, mas não faz sentido concluir que não pode confiar em alguém apenas com base em um pensamento. Imagine um tribunal de justiça – simplesmente ter um pensamento de desconfiança seria evidência suficiente de alguma coisa?

5. "Este pensamento pode me ajudar a prever o que vai acontecer."

Você pode se perguntar quantas vezes teve pensamentos de desconfiança ou ciúme e, no fim das contas, estava enganado. A previsão da realidade não está baseada em um pensamento – está baseada no teste de nossas previsões. Você consegue encontrar alguma evidência de que estava errado no passado quanto as suas previsões?

6. "Este pensamento pode ajudar a evitar que eu seja pego de surpresa."

Prever continuamente uma traição não o ajuda. Caso seu parceiro venha a traí-lo, você ficará perturbado de qualquer maneira. Focar nos pensamentos de ciúme só o deixará com raiva, triste ou ansioso – tornando-o infeliz. Se você for traído alguma vez, ficará perturbado com ou sem esses pensamentos.

7. "Tenho a responsabilidade, comigo mesmo, de checar as coisas e descobrir o que realmente está acontecendo."

Se houver evidências esmagadoras de que algo ruim está acontecendo – sim, você deve checá-las. Mas simplesmente ter um pensamento negativo não significa que é necessário virar um detetive. Isso só o deixará mais infeliz e levará a mais conflitos em seu relacionamento.

Esta é uma maneira clara de contrastar formas problemáticas e úteis de pensamentos de ciúme:

Pensamento de ciúme problemático: "Meu parceiro pode me trair"	Pensamento de ciúme útil: "Meu parceiro pode me trair"
"Preciso prestar atenção a esse pensamento"	"Posso aceitar o pensamento e seguir em frente com minha vida"
"Este pensamento é muito importante para mim"	"Este é um ruído em segundo plano"
"Tenho que fazer alguma coisa agora"	"Não preciso tomar uma atitude"
"Preciso encontrar uma resposta"	"O pensamento é como uma ligação de *telemarketing*; não preciso dar atenção a ele"
"Deve haver alguma razão para que eu esteja pensando isto"	"Isto é só um pensamento"
"Se tenho este pensamento, alguma coisa está acontecendo"	"Posso criar espaço para muitos pensamentos"

PRECISO CONVIVER COM PENSAMENTOS DE CIÚME?

Nós temos milhares de pensamentos e imagens que vêm à mente todos os dias. A maioria deles consiste em imagens e ideias fugazes que passam como o vento, portanto, paramos de percebê-los. Entretanto, quando se trata de pensamentos de ciúme – "Meu parceiro pode perder o interesse e ir embora com ela" ou "Eu me pergunto se ela achou seu ex-namorado mais atraente do que eu" –, ficamos presos a eles. Passamos muito tempo convivendo com esses pensamentos, envolvidos com eles, enredados neles, podendo até mesmo nos sentir encurralados por eles.

Daniel sentia que o ciúme tomava conta de sua mente. Ele não conseguia se afastar desses pensamentos, sentia-se aprisionado, como se alguém tivesse começado uma conversa com ele em um avião. Ele não podia simplesmente se levantar e sair, e o voo continuava por horas.

Então vamos examinar como você pode lidar com o longo tempo que passa focando nesses pensamentos, preocupado e ruminando.

Pensamentos produtivos *versus* improdutivos

Costumo fazer uma distinção entre preocupação produtiva e preocupação improdutiva. Por exemplo, uma preocupação produtiva é algo sobre o que posso tomar uma atitude hoje – está na minha lista das coisas a fazer. Se eu puder fazer alguma coisa hoje que irá avançar substancialmente em direção a uma solução para esse problema, ela será uma preocupação produtiva. Por exemplo, uma preocupação produtiva poderia ser: "Eu tenho uma reserva de voo para minha viagem?". Posso checar isso em cinco minutos e responder a essa pergunta. Se eu não tiver a reserva, posso fazê-la hoje. Essa é a minha lista de coisas a fazer hoje. Ela é produtiva porque *há alguma coisa a fazer*.

Uma preocupação improdutiva poderia ser: "Quando eu der uma palestra, as pessoas a acharão enfadonha?". Não há muito que eu possa fazer hoje para resolver esse problema. Não importa o quanto eu me prepare, não posso garantir que as pessoas acharão minha palestra interessante. O pensamento é improdutivo.

Pergunte a si mesmo se seus pensamentos de ciúme são produtivos ou improdutivos. Se você tem o pensamento de que seu parceiro pode estar flertando com alguém no trabalho, existe realmente alguma coisa que você possa fazer hoje para resolver esse problema? Se não existir, ele será improdutivo.

Qual é o problema com as preocupações de ciúme improdutivas? Simples. Pergunte-se como você se sente quando se engaja em preocupações intermináveis sobre seu parceiro. Sente-se ansioso, triste, com raiva, impotente? Esse é o custo de passar muito tempo remoendo essa questão. Só o deixa infeliz. Porque remoer esses pensamentos não levará a uma ação produtiva, você está perdendo seu tempo e fazendo alguma coisa que só irá deixá-lo infeliz. Depois que se der conta disso, o que pode fazer? Pode começar *aceitando esses pensamentos*. Mas como fazer isso?

ACEITANDO SEUS PENSAMENTOS DE CIÚME

Você pode ter notado que, quando tem um pensamento de ciúme, sai correndo atrás de evidências, fazendo perguntas e procurando indícios. É como se um pensamento de ciúme aparecesse como um convidado indesejado e começasse a lhe dar ordens: "Vá descobrir!", "O que realmente está acontecendo?", "Com quem ele está falando?", "Ela ainda me acha interessante e atraente?". Você não aceita o pensamento e deixa estar. Não, trata-se de algo em que você se engaja, tenta decifrar e buscar obedecer.

Uma forma de contornar essa situação é encarar seu pensamento de ciúme como um visitante. Você pode imaginar que está em um jantar festivo. Nota que em todos os jantares festivos há uma tia ou um tio que aparece. Talvez a visão deles sobre política seja um pouco extremada para seu gosto, ou talvez eles se alonguem muito falando sobre uma ida à praia. E você simplesmente se sente entediado, pois já aprendeu que discutir com eles é inútil. Você aprendeu, depois de muitos jantares festivos, a apenas compartimentar e pensar: "Bem, esse é o tio Jay. Acho que vou apenas me sentar aqui e ouvir". Sugiro que você se transforme em um *observador* do tio Jay e apenas o assista enquanto fala, aceitando isso por enquanto. O gracejo dele não é relevante para você, e o que ele diz não é importante. No fim das contas, são apenas palavras.

Então considere os pensamentos de ciúme como visitantes – convidados – que aparecem, conversam um pouco, mas que dizem coisas que não são importantes. Aceite esses pensamentos no momento. Deixe que falem o que quiserem. Reconheça que eles são inofensivos. Permita que fiquem a sua volta enquanto você relaxa, observa e simplesmente deixa estar.

> Ken estava em uma festa, e sua namorada estava conversando com um jovem bonito que parecia muito cordial. Ken notou que estava com alguns pensamentos de ciúme. "Talvez ela o ache atraente" e "Acho que ele está flertando com ela". Ele decidiu recuar e aceitar esses pensamentos – para reconhecer que era natural pensar nisso quando sua namorada atraente estava conversando com alguém. Ele simplesmente aceitou os pensamentos e decidiu não fazer nada. Ele não se aproximou para falar com ela e interromper sua conversa. Apenas aceitou seu ciúme: "Acho que estou tendo alguns pensamentos de ciúme neste momento". Então se aproximou de alguns amigos e começou a conversar, permitindo que os pensamentos de ciúme espreitassem, ficassem a sua volta, dissessem o que quisessem. E decidiu não fazer absolutamente nada. Mais tarde, como resultado, ele se sentiu menos ansioso.

E SE OS PENSAMENTOS DE CIÚME FOREM APENAS PENSAMENTOS?

Falei anteriormente que o ciúme tem uma *mente própria*. Ele tem um padrão de crenças centrais sobre outras pessoas e sobre nós mesmos, um livro de regras sobre como as pessoas devem agir e se sentir em um relacionamento conosco, bem como um grupo de vieses de pensamento – como leitura mental, personalização e adivinhação – que podem nos levar por um caminho obscuro de raiva, ansiedade e desespero. No entanto, a ocorrência de um pensamento não significa que precisamos ser sequestrados. Afinal de contas, um pensamento não é só um pensamento? Eles são reais? É verdade que estamos realmente tendo um pensamento. Mas ele pode não refletir a realidade que está fora de nossa cabeça. A seguir, apresento três formas úteis de reconhecer a natureza de um pensamento.

É um pensamento real?

Feche os olhos. Imagine um cachorro – qualquer cachorro. Pode ser um Golden Retriever ou um Poodle. Qualquer um serve. Tenha uma imagem clara em sua mente desse cachorro. Observe-o cuidadosamente. Depois que tiver a imagem na sua mente, mantenha-a por dois minutos.

Depois abra os olhos. Como se sentiu quando estava com os olhos fechados? O cachorro o fez lembrar de alguma coisa? Você sentiu algo? Era um cachorro que você conhece – ou conheceu? Quando fiz esse exercício agora, tive uma imagem da nossa cachorra Jane. Ela era maravilhosa. Fiquei triste porque ela morreu três anos atrás. Nós a amávamos. Meus sentimentos eram reais. Mesmo assim, quando abri meus olhos, Jane não estava aqui.

Um pensamento ou imagem pode parecer real, deixando-nos ansiosos, tristes, felizes, relaxados. Mas isso nem sempre indica que algo é real, que existe e acontece fora de nossa cabeça. A mesma coisa ocorre quando temos pensamentos de ciúme. Os pensamentos surgem em nossa mente – "Talvez ele esteja flertando com alguém" –, e os tratamos como importantes, como se significassem que alguma coisa está acontecendo ou vai acontecer. É como se o pensamento e a realidade se tornassem um: eu tenho o pensamento, portanto, deve corresponder à realidade. Essa é uma *fusão pensamento-ação*.

Mas eles não são a mesma coisa. Quando abri meus olhos, minha cachorra Jane não estava sentada aqui. Então, o que é um pensamento?

Pensamentos podem ser como ligações de *telemarketing*

Você já teve a infelicidade, como eu, de atender o telefone e ouvir a voz de alguém tentando fazer uma pesquisa de opinião ou lhe vender alguma coisa? Não é alguém que você conheça; é uma empresa da qual nunca ouviu falar. É uma ligação de *telemarketing*.[41] Acho essas ligações irritantes, mas elas vão continuar acontecendo.

O que você diz quando funcionários de *telemarketing* ligam? Sente a obrigação de falar com eles? Talvez sim, se você for muito educado, mas talvez simplesmente não tenha tempo ou interesse. Eu digo "Tire o meu nome de sua lista" e desligo.

Você pode encarar seus pensamentos intrusivos de ciúme como ligações de *telemarketing*. Pode pensar: "Oh, é aquela ligação de *telemarketing* sobre ciúme. Posso simplesmente deixar tocar. Não tenho que atender. Quem está ligando vai acabar desistindo. Tenho coisas melhores para fazer". Só porque alguma coisa está tocando em sua cabeça não significa que você tem que atender. Deixe tocar.

Pensamentos podem ser como trens na estação

Outra forma útil de encarar os pensamentos é imaginá-los como trens no terminal ferroviário, indo e vindo.[42] Você está procurando um trem que vai para Peacetown (em inglês, Cidade da Paz). Todos os outros trens que consegue ver em dado momento estão indo para outros lugares: Anxietyville, Distrust Town e Anger City (em inglês: Cidade da Ansiedade, Cidade da Desconfiança e Cidade da Raiva). Sim, eles até que se parecem com o trem para Peacetown, mas estão indo para outros lugares. Então, se você embarcar no trem errado, vai se perder e ter um trabalho infernal tentando voltar. Portanto, observe com cuidado, porque saltar apressadamente para um pensamento de ciúme pode ser como embarcar no trem errado. Observe-o, examine-o e escolha não embarcar.

Acho fascinante observar o movimento dos vagões de trem. Gosto de imaginar para onde eles podem estar indo, como é a jornada para o condutor e o que os passageiros estão vendo enquanto atravessam a paisagem rural. Seus pensamentos de ciúme podem estar naquele trem enquanto ele passa. Quem sabe para onde eles estão indo? O trem está passando por você, em uma longa jornada. Você decide não embarcar nesse trem. O apito soa, e ele desaparece no horizonte. Você simplesmente decidiu que esse trem específico pode continuar seu caminho sem você.

RESERVANDO UM HORÁRIO PARA O CIÚME

Você pode ter sentimentos contraditórios sobre os pensamentos de ciúme.[43] Por um lado, acredita que eles podem ser úteis – você pode descobrir o que está acontecendo, eles podem alertá-lo, protegê-lo. Talvez você não seja pego de surpresa. Por outro lado, pode achar que eles estão fora de controle, que você não consegue se concentrar em nada mais e que precisa se livrar deles completamente. Portanto, começa a ter visões positivas e negativas dos pensamentos de ciúme: "Preciso deles para me proteger e tenho que me livrar deles". Em seus esforços para se livrar deles, pode dizer a si mesmo "Pare de pensar assim", mas então os pensamentos reaparecem – algumas vezes, eles retornam ainda mais fortes. Isso o preocupa, porque o faz pensar: "Se não conseguir suprimi-los completamente, não serei capaz de lidar com eles – eles assumirão o comando".

Uma técnica para lidar com o ciúme é definir um tempo para ele. Você pode marcar um encontro com seu ciúme em um horário específico todos os dias. Esse é um compromisso que você coloca em sua agenda. Em vez de gastar muito tempo com pensamentos de ciúme de manhã, de tarde, de noite e até mesmo no meio da noite, você pode reservar 20 minutos por dia para eles. Por exemplo, às 15h, todos os dias, passará algum tempo às voltas com esses pensamentos. E, se eles surgirem em algum outro horário, pode dizer a si mesmo: "Vou adiar isso até as 15h". Pode anotá-los em uma folha de papel ou registrá-los em seu *smartphone*. Dessa forma, não irá esquecer deles. Você os terá às 15h. Muitas pessoas presumem que não serão capazes de retardar o momento de encarar esses pensamentos. "Eu não tenho controle", elas dizem. No entanto, na maioria dos casos, conseguimos deixá-los para mais tarde. O que acontece quando você coloca o ciúme de lado?

- Você aprende que não tem que obedecer a um pensamento de ciúme e responder a ele exatamente naquele momento. Você está livre por enquanto.
- Quando chega o horário do ciúme, pode se dar conta de que está tendo o mesmo pensamento repetidamente. Portanto, não há razão para repeti-lo indefinidamente – você tem o pensamento, tudo bem, agora pode seguir em frente.
- Você pode achar que, quando finalmente chegar o horário do ciúme, o pensamento não irá incomodá-lo tanto. Isso é importante de observar, porque a força de um pensamento se dissipa por conta própria; você pode perceber que os pensamentos não precisam ser tão importantes para que os tenha. Pensamentos e emoções *mudam com o tempo* – frequentemente em um período de tempo muito curto.

Então o que você pode fazer durante seu horário de ciúme? Eis uma ferramenta simples para usar quando estiver incomodado por pensamentos recorrentes de ciúme. É possível usá-la em qualquer momento, mas ela é especialmente útil durante um horário de ciúme designado.

FICANDO ENTEDIADO COM SEUS PENSAMENTOS

Você já percebeu que acaba perdendo o interesse por coisas que em outros tempos o aborreceram? Talvez tenha perdido o interesse ou esquecido que um ex-chefe lhe disse alguma coisa desagradável ou o fato de alguém não o ter convidado para um jantar. Em algum momento, você ficou muito incomodado – sentiu raiva, esbravejou e achou que o fim do mundo estava próximo. Mas agora o assunto está deixando-o entediado. Você atingiu um estado de *indiferença benigna* – já não se importa mais.

Imagine que alguém lhe apresentasse seu filme favorito 500 vezes. Talvez você ainda gostasse dele na segunda ou terceira apresentação – talvez visse algo novo nessas duas vezes. Mas, depois de algum tempo, ficaria entediado, não conseguiria mais prestar atenção. Até mesmo o pensamento de assisti-lo novamente o deixaria desconfortável. Talvez até acabasse adormecendo. O diálogo se tornaria vazio. Nada prenderia sua atenção. Até a pipoca perderia o gosto.

Tenho usado esta técnica há anos, e a chamo de *a técnica do tédio*.[44] Ela é simples de colocar em prática:

1. Escolha qualquer um de seus pensamentos de ciúme. Digamos que o pensamento seja: "Minha esposa pode acabar me traindo".
2. Repita esse pensamento 500 vezes, muito lentamente, por cerca de 15 minutos. Nas primeiras 25 vezes que você se expressar, sua ansiedade poderá aumentar – mais do que antes. Permaneça com ela.
3. Não se distraia, apenas mantenha sua atenção nas palavras.
4. Repita o pensamento muito, muito lentamente – quase como um zumbi sob efeito de medicação: "Minha esposa pode acabar me traindo".
5. Procure focar em cada palavra: "Minha esposa" ou "Meu marido" ou "traindo". Você pode até prolongar a palavra para que cada letra seja entoada.
6. Você pode fazer isso em silêncio, se preferir.
7. Se você for como a maioria de meus clientes, descobrirá que o pensamento vai se tornando entediante. Simplesmente não consegue fixar sua atenção nele. Isso é o que chamo de *ruptura do tédio*.

Essa é uma técnica simples, baseada em um princípio fundamental em psicologia denominado *habituação*. Habituação significa que a exposição repetida a um estímulo, como seu pensamento, reduz o quanto ele provocará uma resposta de sua parte. Também é chamada de *inundação*, porque você está se inundando com o estímulo temido. Se você tem medo de elevadores, eu lhe pediria que andasse comigo de elevador 20 vezes. Nas primeiras vezes, você poderia ficar com medo – talvez até aterrorizado. Depois de 10 vezes, seu medo se dissiparia. Depois de 20 vezes, você estaria entediado. Mesmo que seu medo não desapareça, no futuro ele diminuirá. Assim, simplesmente estar disposto a enfrentar seu medo – estar disposto a fazer o que parece difícil – leva a menos medo no futuro.

Como isso funciona com pensamentos de ciúme? Cada vez que você teve um pensamento de ciúme, sentiu a necessidade de fazer alguma coisa a respeito: descobrir o que está acontecendo, preocupar-se com o futuro até ter certeza absoluta ou não obter reafirmação. Agora que você tem a técnica do tédio, está intencionalmente praticando ter seu pensamento temido sem tentar fazer alguma coisa a respeito. Você não está neutralizando o pensamento por meio da obtenção de informação. Não está tentando assumir o controle. Está acolhendo o pensamento, aceitando-o, repetindo--o até se sentir entediado.

Ken praticou a técnica do tédio todos os dias, uma vez pela manhã e outra à noite, por 15 minutos. Quando repetiu o pensamento durante os primeiros minutos, ficou mais ansioso, mas, depois de algum tempo, sua ansiedade diminuiu. Após dois meses de muito uso das técnicas deste livro, perguntei qual delas havia sido a mais útil. Ele disse: "De longe, é a técnica do tédio. Sei que consigo realizá-la, sei que o pensamento vai me incomodar menos e sei que não preciso temer o pensamento. Na verdade, não tenho que fazer nada – exceto repetir algumas palavras".

OUVINDO OS PENSAMENTOS COMO RUÍDOS EM SEGUNDO PLANO

Todos nós temos a habilidade de automaticamente ignorar os ruídos em segundo plano, porque, se prestássemos atenção a todas as pequenas coisas, não seríamos capazes de funcionar. Quando você está em um restaurante com seu parceiro, se simultaneamente notasse cada som no restaurante – o barulho do garçom com os pratos, as pessoas conversando no outro lado do salão, a música ao fundo, as muitas conversas entre 20 pessoas que estão por perto, o som de um garfo sendo colocado sobre uma mesa, o som de sua mastigação –, provavelmente acharia que está enlouquecendo. Assim, nossa mente tem um *sistema de entrada* que filtra o ruído irrelevante, nos mantém focados no que queremos focar e impede nossa distração.

Algumas pessoas têm dificuldade com distração, pois sua atenção é capturada por sons, cenas e cheiros externos. E pode ser que você esteja sendo distraído por seus pensamentos de ciúme porque decidiu que eles são muito importantes. Decidiu que precisa dar-lhes atenção, que eles alertam para o perigo e que se ignorá-los acabará desorientado, traído e devastado. Contudo, durante a maior parte do dia, não está tendo esses pensamentos – especialmente quando está dormindo. Sua guarda está baixa, você não está focado em seu ciúme, está relaxando das coisas por algum tempo. Por que o mundo não acabou durante esses momentos?

Quando você tiver outro pensamento de ciúme, poderá achar útil dizer: "Esse é um ruído em segundo plano. Não preciso dar-lhe atenção". E relaxar. Tente fazer este experimento para ter uma ideia melhor do que é um ruído de fundo:

1. Pare de ler por um momento e feche os olhos.
2. Escute o que está a sua volta.
3. Que sons você percebe? Talvez perceba o ar-condicionado ou o circulador de ar. O som de sua respiração. O tráfego lá fora ou passos no outro cômodo.
4. Procure notar sons que de outra forma não perceberia. Esses sons estão sempre aí – mas você os trata como ruídos em segundo plano.

5. Você aceita esses sons, deixa que eles aconteçam, não fica preso a eles. Apenas deixa que vão e venham. Eles passam por você, como uma sirene de polícia a cinco ruas de distância, e por isso quase não são percebidos.

E se você tratasse seus pensamentos de ciúme como ruídos em segundo plano? Apenas mais outro som, outra brisa, outro momento passageiro que vem e vai em um instante. Outro momento insignificante, sem importância. Outra experiência esquecível. Você não está tentando se livrar dos pensamentos de ciúme. Não está tentando interrompê-los. Só está colocando-os em segundo plano.

No primeiro plano de sua atenção, você pode focar nos objetivos positivos – e manter seus pensamentos de ciúme em segundo plano. Focar nos objetivos positivos é importante. Portanto, todos os dias, tenha alguns objetivos positivos para si mesmo. Pode ser praticar exercícios, ingerir alimentos saudáveis, ser estimulante e apoiador com seu parceiro, brincar com seus filhos, concluir um projeto de trabalho no prazo. Os objetivos positivos podem representar seus valores e sua vida como você deseja vivê-la.

ABRINDO ESPAÇO PARA PENSAMENTOS DE CIÚME

Você é atormentado por pensamentos de ciúme, achando que jamais poderá escapar deles. Eles invadem sua mente, tomam conta de sua consciência e parecem ser as lentes através das quais você vê a vida cotidiana. Você tentou dizer a si mesmo para parar de ter esses pensamentos, disse que precisa superar isso, mas nada parece funcionar. Eles ainda estão ali. Você pergunta a um amigo, alguém em quem confia e respeita: "Como posso parar de pensar assim?". Seu amigo tenta confortá-lo e diz: "Apenas diga a si mesmo para parar". Isso o deixa ainda mais deprimido e ansioso, porque você já tentou centenas de vezes, e isso nunca parece funcionar por mais do que alguns minutos.

Vamos tentar algo diferente. Vamos abrir espaço para seus pensamentos de ciúme. Imagine que sua mente é um quarto enorme, constantemente mudando, ficando maior ou menor dia após dia, dependendo das coisas em que você foca e do que faz. Agora imagine que seus pensamentos de ciúme estão nesse quarto, um quarto onde você abrirá um espaço para eles.

Encare esses pensamentos como algo que pode colocar dentro de um frasco. Coloque esse frasco em uma prateleira. De vez em quando, você o retira da prateleira, desenrosca sua tampa, abre, sente seu cheiro e pensa sobre ele por alguns minutos e então coloca-o de volta na prateleira. O frasco está sempre ali; e você o está guardando. Mas há muitas coisas dentro do cômodo e muitas coisas fora do cômodo. O frasco de ciúme é apenas um objeto, uma coisa. Ele está ali por enquanto.

Como é o caso de latas e frascos que estão guardados em sua despensa há anos, há uma data de validade. Você não sabe qual é a data de validade de seu frasco de ciúme, mas posso lhe dizer que em algum momento simplesmente não vai mais se importar. Em algum momento, pensará: "Acho que posso jogar isso fora". Em algum momento, ele desaparecerá sozinho.

INVERTENDO A SITUAÇÃO: E SE SEU PARCEIRO TIVESSE CIÚME DE VOCÊ?

Uma técnica poderosa é imaginar que seu parceiro tem ciúme de você. Essa *técnica de inversão da situação* encoraja-o a imaginar como seria se ele olhasse para todos os seus comportamentos segundo uma perspectiva de desconfiança.

> Jacob era ciumento e achava que sua esposa poderia estar flertando com alguém. Sua preocupação era a de que ela estivesse desenvolvendo uma paixão por seu chefe. Ele estava focando no comportamento dela – principalmente no que não sabia sobre o comportamento da esposa quando ela estava no trabalho, fora de sua vista. Ele imaginou a possibilidade de ela encontrar as mesmas razões para ter ciúme dele. Tentamos fazer uma dramatização, em que eu fazia o papel de sua esposa, acusando-o de flertar, querer outras mulheres, de ter relacionamentos sexuais no passado. Isso levou Jacob a perceber que qualquer um pode imaginar um caso. E ele acabou rindo de seu ciúme.

Se seu parceiro pode imaginar um caso para sentir ciúme de você – e você sabe que não está fazendo nada –, isso pode ajudá-lo a perceber que qualquer um pode ser alvo de ciúme. Qualquer um pode ser suspeito, e nunca sabemos com certeza o que está acontecendo.

Tenha em mente que simplesmente ter um pensamento de ciúme ou mesmo sentir-se com raiva ou ansioso não significa que alguma coisa está de fato acontecendo. Podemos notar nossos pensamentos, dar um passo atrás, observá-los, tratá-los como um ruído em segundo plano, reconhecer que – como o barulho da rua – eles vêm e vão, e então focar em ações produtivas que impulsionam as coisas para a frente. Com frequência somos sequestrados ao pensar que nossos pensamentos precisam ser respondidos, que precisamos obedecê-los, que deve haver alguma razão realmente boa para estarmos tendo nossos pensamentos neste momento. Mas somos bombardeados por milhares de pensamentos e imagens todos os dias. Portanto, é importante saber o que tornará nossa vida melhor – e nos deixarmos ser sequestrados não é a resposta. Algumas vezes, a resposta é não responder aos questionamentos preocupantes de nossos pensamentos negativos.

8

Respondendo ao seu ciúme

Para cada pensamento, existe outra forma de pensar. Um elemento-chave da terapia cognitivo-comportamental – conforme discutido na Parte I – é examinar nossos hábitos de pensamentos e seu conteúdo para ver se temos vieses ou predisposições e, então, considerar formas alternativas de ver as coisas.[45] Com o ciúme, podemos ter motivações contraditórias – podemos querer sentir menos ciúme, mas relutamos em olhar para as coisas de forma diferente.

No Capítulo 4, examinamos como o ciúme pode ser ampliado por um conjunto de vieses em nosso pensamento. Essa é sua tendência a ver as coisas de forma a confirmar suas suspeitas ou pensamentos de ciúme. Neste capítulo, usaremos muitas técnicas poderosas para ajudá-lo a ver as coisas de modo mais realista. Entenda que quando digo "vieses", não estou querendo dizer que suas percepções estão sempre erradas. Você pode estar certo em seus pensamentos de ciúme – talvez seu parceiro esteja mentindo ou planejando ser infiel. No entanto, vamos assumir, por um momento, que você não tem certeza. Tudo o que sabe é que frequentemente tem pensamentos ciumentos, fica perturbado, e pode ter chegado a conclusões erradas de forma precipitada no passado.

Neste capítulo, examinaremos como seus pensamentos automáticos negativos e outros vieses podem desencadear o Sequestro Emocional. Isso inclui:

- Leitura mental: "Ela está interessada nele."
- Adivinhação: "Ele vai me trair."
- Personalização: "Ela está bocejando porque me acha enfadonho."
- Rotulação: "Ele é um mentiroso."

- Ignorando os aspectos positivos: "O afeto dela por mim na verdade não significa nada."

Cada um desses pensamentos pode ser examinado a partir dos fatos e da lógica, o que vamos explorar neste capítulo. Também examinaremos se seus livros de regras e pressupostos o estão ajudando ou machucando. Esses pensamentos dizem coisas como:

- "Se uma pessoa flertar, você nunca poderá confiar nela."
- "O sexo deve ser sempre excepcional, caso contrário meu parceiro olhará para outro lado."
- "Quando não sei com certeza o que está acontecendo, isso significa que meu relacionamento está em perigo."

Caso afirmações como essas o estejam magoando, vamos explorar formas de substituí-las de modo a tornar sua vida mais fácil. Também vamos investigar suas crenças centrais sobre si mesmo e sobre outras pessoas, que podem incluir:

- "Não mereço ser amado."
- "Fico desamparado sem um parceiro."
- "Sou basicamente inadequado."
- "Não se pode confiar nos homens."
- "Outras pessoas irão me rejeitar."
- "Outras pessoas irão exigir de mim perfeição."

Examinaremos formas de reverter muitas dessas crenças centrais para que se tornem mais realistas, menos negativas e mais autoafirmativas. Você pode recorrer a inúmeras técnicas simples e poderosas para derrotá-las. Após a leitura deste capítulo, você estará totalmente armado contra seu ciúme.

QUESTIONANDO UM PENSAMENTO AUTOMÁTICO NEGATIVO

Vamos começar pelos pensamentos automáticos. Para muitos deles, é possível formular uma série de perguntas que podem nos proporcionar formas alternativas de ver as coisas. Você está considerando desenvolver um novo hábito de pensamento: *há outra forma de olhar para as coisas*. Então vamos tomar como exemplo o pensamento "Minha parceira está flertando" e aplicar algumas dessas técnicas.

Vamos presumir que haja algum espaço para dúvida. Sei que há vezes em que pode não haver dúvida. Mas, para fins do exercício, vamos assumir que é possível que eu não saiba com certeza. O pensamento "Minha parceira está flertando" é um exemplo de leitura mental porque eu acho que sei o que está na mente de outra pessoa – acho que sei qual é sua intenção ou desejo. A seguir, apresento uma série de perguntas a serem feitas e dou exemplos de algumas respostas possíveis.

Qual é o custo de pensar assim?

O custo de pensar que minha parceira está flertando é ficar ansioso e com raiva, aumentando meu ciúme; posso fazer ou dizer coisas das quais vou me arrepender mais tarde.

Qual é o benefício de achar que minha parceira está flertando?

Talvez eu possa detectar as coisas antes que elas saiam do controle. Talvez eu possa perceber uma ameaça que é real e me proteger dela.

Quando examinamos os custos e os benefícios de um pensamento ciumento, não existe a implicação de que um pensamento possa ser falso. Você só está olhando para a consequência de pensar assim. Para cada pensamento automático que você tem, pergunte: "Se houvesse menos probabilidade de pensar assim, como eu me sentiria e como seria meu relacionamento?". Considere se, de alguma outra forma, poderia ficar melhor no longo prazo caso pensasse nisso com menos frequência e menos intensamente.

Qual é a evidência a favor desse pensamento?

Minha parceira está sorrindo enquanto fala com outra pessoa. Estou interpretando o sorriso e a conversa como evidência de que ela está flertando.

Existe alguma evidência de que ela não está flertando?

Minha parceira é simpática, sorridente e interessada em conversar com outras pessoas – inclusive pessoas do mesmo gênero e pessoas por quem sei que ela não é atraída sexualmente.

Quando você examina as evidências, pode se perguntar: Qual é a qualidade da evidência? Essa evidência está aberta a uma interpretação diferente? Por exemplo, é possível que sua parceira seja simplesmente uma pessoa simpática?

Como outra pessoa interpretaria isso?

Se outra pessoa visse minha parceira sorrindo e conversando com alguém, poderia não concluir imediatamente que ela está flertando. Pode ser que outra pessoa, que não esteja emocionalmente envolvida, tenha uma interpretação diferente do comportamento da minha parceira, podendo achar que ela é simpática, educada ou encantadora.

Se fosse verdade que minha parceira está flertando com outra pessoa, o que isso significaria para mim?

Eu poderia ter uma série de pensamentos: "Se minha parceira está flertando com outra pessoa, significa que ela não me respeita"; "Não se pode confiar nela"; "Ela vai me trair". Examinar as implicações do pensamento é importante porque elas podem estar conectadas a temores básicos fundamentais – como o medo de traição ou abandono ou a crença de ser incapaz de ser feliz sem seu parceiro.

CONSIDERANDO ALTERNATIVAS AOS PENSAMENTOS AUTOMÁTICOS

Vamos examinar alguns pensamentos automáticos negativos típicos que você pode ter e que podem alimentar seu ciúme, e ver se existem formas alternativas de olhar para as coisas. Tenha em mente que estamos examinando e testando seus pensamentos para ver se há um modo diferente de olhar para as coisas. A intenção não é invalidar seus pensamentos ou sentimentos. Entretanto, caso eles não resistam ao exame – e se estiverem deixando-o perturbado –, você poderá considerar a possibilidade de que há outra forma de ver as coisas.

Leitura mental

É a interpretação dos pensamentos, sentimentos ou intenções de outra pessoa, por exemplo: "Meu parceiro está interessado em outra pessoa". O fato é que geralmente não sabemos o que as outras pessoas estão pensando – porque seus pensamentos são privados. Você acha que seu parceiro sempre sabe o que você está pensando? Não. Se você se engajar em leitura mental, poderá estar alimentando o ciúme com ideias que podem ou não ser válidas. Considere os custos para si mesmo e para seu relacionamento. A leitura mental provavelmente o deixa mais ansioso e com raiva, e você foca penosamente na interação de outras pessoas com seu parceiro, o que pode aumentar a probabilidade de discussões com ele. Algumas formas alternativas de pensar sobre a leitura mental incluem:

- A leitura mental geralmente me perturba; se eu fizer menos isso, posso me sentir melhor.
- Não sei o que meu parceiro está pensando.
- Talvez meu parceiro esteja pensando em outra coisa – no trabalho, em mim, nas notícias.
- Meu parceiro poderia ter a mesma atitude comigo e se questionar se estou interessado em outra pessoa.

Adivinhação

Envolve sua tendência a projetar o que acontecerá no futuro sem ter informação suficiente. Por exemplo, você pode prever que seu parceiro será infiel, que irá deixá-lo ou que está planejando um encontro com outra pessoa. Engajar-se regularmente em adivinhação aumenta sua preocupação, torna mais difícil viver no momento presente, leva-o a ignorar os aspectos positivos que podem estar presentes em sua vida e pode causar mais conflitos com seu parceiro. Considere as perguntas a seguir, que apontam para formas alternativas de responder a sua adivinhação.

- Qual é o custo de pensar assim? Isso o está deixando ansioso, raivoso e ciumento?
- Há alguma vantagem em se engajar em adivinhação regularmente?
- A adivinhação realmente o deixa mais seguro? Ou o faz se sentir menos seguro?
- Ela o leva a interrogar e tentar controlar seu parceiro?
- Você pode, ou não, estar certo sobre o futuro. Mas consegue perceber que se engajar consistentemente em adivinhação negativa só acrescenta estresse a sua vida diária?
- Quantas vezes, no passado, você já se enganou sobre o que achou que iria acontecer?
- Qual é a evidência de que seu parceiro agirá dessa forma?
- Quais seriam as razões para que ele agisse assim?

Personalização

É quando você leva as coisas para o lado pessoal porque acredita que o comportamento de seu parceiro é direcionado contra você ou reflete alguma coisa sobre você. Por exemplo, seu parceiro parece menos interessado em intimidade em determinada noite. Em consequência, você conclui que ele já não o acha atraente e está interessado em outra pessoa. É fácil para nós levarmos alguma coisa para o lado pessoal. Notei que algumas pessoas fazem isso até mesmo quando o elevador está lento ou quando ficam presas no trânsito. O problema de levar as coisas para o lado pessoal no relacionamento é que você vai se sentir constantemente ameaçado. Considere interpretações alternativas do que está acontecendo. Por exemplo, se seu parceiro parece estar menos interessado em intimidade, considere a possibilidade de ele estar cansado, com outra coisa em mente, distraído por um desafio ou problema ou com menos desejo devido a uma discussão que vocês tiveram pouco tempo antes. Estas são algumas outras formas de responder a sua tendência a levar as coisas para o lado pessoal:

- Não há vantagem em levar constantemente as coisas para o lado pessoal.
- Isso só aumenta a ansiedade, a raiva e o ciúme.
- Nem tudo que seu parceiro faz está relacionado a sentimentos ou pensamentos sobre você.
- Nem tudo que você faz está relacionado ao seu parceiro.
- Talvez seu parceiro tenha outra coisa em mente.
- A simpatia do seu parceiro com outra pessoa pode ser apenas simpatia e nada mais.
- Seu parceiro está com você porque ele tem sentimentos positivos por você; caso contrário, não estariam juntos.

Ignorando os aspectos positivos

Algumas vezes ignoramos ou desconsideramos as coisas positivas que estão acontecendo em nossa vida e focamos nas negativas. Por exemplo, você pode focar no fato de que seu parceiro está falando com uma pessoa atraente, enquanto ignora as muitas demonstrações de afeição que ele tem lhe dado todas as noites. Quando você ignora os aspectos positivos de seu relacionamento, acaba perdendo de vista os fortes vínculos que mantêm vocês dois juntos. Pode involuntariamente parar de recompensá-lo pelo comportamento positivo – o que pode fazer seu parceiro se sentir subestimado. Ele pode se sentir desencorajado e concluir que não há sentido em se engajar nesses aspectos positivos. Outra consequência é que você ficará desencorajado e focará nos pontos negativos encontrados em sua percepção enviesada.

Uma alternativa a ignorar ou desconsiderar os aspectos positivos é tentar direcionar o foco dos aspectos negativos para os positivos. Converse com seu parceiro sobre os pontos positivos quando você os experimenta: "Eu gosto quando você reserva um tempo para falar comigo sobre meu trabalho" ou "Eu reconheço que você está ajudando nas tarefas de casa". Por duas semanas, tente observar seu parceiro *fazendo alguma coisa positiva*. Esses pontos positivos podem ser comportamentos muito simples, como conversar com você, elogiá-lo, ajudá-lo, passar mais tempo junto a você e muitas outras coisas. Todos os dias, faça um registro por escrito dos pontos positivos em que seu parceiro se engaja. Isso irá ajudá-lo a notar que *existem* coisas positivas no seu relacionamento, podendo compensar seu viés.

Você pode retrucar e dizer: "Por que eu deveria focar nesses aspectos positivos? Meu parceiro não deveria fazer essas coisas de qualquer forma?". Sim, pode ser verdade que você deva esperar que seu parceiro faça coisas positivas em um relacionamento. Porém, mesmo assumindo isso, seria muito útil que *notasse* isso – porque é disso que os relacionamentos precisam. Uma queixa que escuto frequentemente de casais que estão tendo dificuldades é que ambos acreditam que não são reconhecidos, que são subestimados.

Há momentos em que você se sente subestimado? Como se sentiria se seu parceiro começasse a notar seus aspectos positivos e o elogiasse diariamente? Sugiro que experimente por duas semanas. Observe seu parceiro fazendo coisas boas e veja se você se sente melhor. Quando notamos comportamentos positivos e os reforçamos por meio de elogios, esses comportamentos positivos aumentam de frequência. As coisas pelas quais premiamos os outros tendem a ocorrer mais. Estes são alguns desafios a sua tendência a ignorar os aspectos positivos:

- Quais são os custos de ignorar os aspectos positivos no relacionamento? Se você subestimar as coisas, seu parceiro pode não se sentir reconhecido.
- Focar nos pontos negativos o levará a fortalecer o vínculo positivo que os dois compartilham? Provavelmente não.
- Faça uma lista dos aspectos positivos que seu parceiro direcionou para você no passado.
- Faça uma lista todos os dias para rastrear e contabilizar o comportamento positivo de seu parceiro.

Rotulação

Isso ocorre quando você faz uma descrição geral de seu parceiro, ou um tipo de pessoa, sem reconhecer nem a variabilidade, nem as nuances em si mesmo e nos demais. Por exemplo, você pode rotular seu parceiro como "neurótico", "manipulador", "patético" ou "mentiroso". Faz uma afirmação geral como se ela pudesse capturar por inteiro a pessoa que seu parceiro é. O problema com um rótulo geral é que acabamos ignorando comportamentos positivos enquanto focamos em alguns comportamentos negativos.

Pergunte-se como você se sente quando alguém o rotula. É como se toda a sua existência estivesse limitada a esse rótulo. Você foi reduzido, anulado, e não há espaço para mudança. É provável que, quando você rotula seu parceiro, ele fique defensivo e as discussões se intensifiquem.

Uma alternativa à rotulação é descrever sua observação como um único comportamento que você gostaria que mudasse. Então descreva como seria a mudança. Por exemplo, em vez de rotular seu parceiro como "mentiroso", poderia lhe dizer: "Eu me sentiria melhor se você pudesse me dizer, honestamente, com quem ficou conversando naquela reunião". Para ajudá-lo a evitar rotular seu parceiro, você pode considerar todos os comportamentos que são inconsistentes com um rótulo negativo. Se você rotula seu parceiro como "manipulador", pode considerar todos os seus comportamentos que não são manipuladores. As pessoas são complexas; seu comportamento varia nas diferentes situações e com diferentes pessoas. O reconhecimento dessa complexidade e variabilidade lhe proporcionará uma forma mais realista e adaptativa de lidar com seu ciúme. Estas são algumas perguntas a considerar quando examina sua tendência a rotular:

- Quais são os custos da rotulação? Ela o deixa com raiva, ansioso, ciumento ou sem esperanças?
- Como você se sente quando alguém o rotula?
- Você está deixando passar alguma informação quando rotula seu parceiro?
- Quais são algumas evidências de que seu parceiro se engaja em comportamentos que não são consistentes com esse rótulo?
- Em determinada situação, pode haver fatores que justifiquem o comportamento de seu parceiro? Por exemplo, sua parceira se depara com um ex-namorado e fica genuinamente feliz em vê-lo. Ela poderia simplesmente ter ficado feliz por ver alguém de quem gostou no passado?
- Em vez de rotular seu parceiro, você consegue identificar alguns pensamentos, experiências ou fatores específicos na situação que poderiam levá-lo a agir de determinada maneira?
- Como você pode encorajar seu parceiro a se engajar em comportamentos positivos que os dois possam desfrutar?

EXPLORANDO RESPOSTAS RACIONAIS AOS PENSAMENTOS AUTOMÁTICOS

Estes são mais alguns exemplos comuns de vieses do pensamento automático, com sugestões de formas alternativas de pensar sobre cada um. Veja se algum deles pode ser útil para você.

"Ela acha que nosso relacionamento acabou, então está se apaixonando pelo seu chefe."

Leitura mental: Você presume que sabe o que sua parceira e os outros estão pensando sem ter evidências suficientes de que esses são os pensamentos deles.

Resposta racional: "Isso provavelmente não é verdade, porque ela está falando sobre formas como nós podemos ser mais felizes juntos. Ela quer que tiremos férias juntos. Ela realmente me ama, e é por isso que o que eu digo a magoa tanto."

"Ele vai embora com outra pessoa. Ele vai romper comigo e se divorciar."

Adivinhação: Você prevê o futuro de forma negativa, imaginando que as coisas irão piorar ou que há perigo à frente.

Resposta racional: "Não há razão para pensar assim. Já tivemos discussões antes e superamos. Estamos juntos há muitos anos e, quando não estamos discutindo, nós nos divertimos. Nós nos amamos."

"É horrível quando temos essas discussões. Seria ainda pior se ela me traísse."

Catastrofização: Você acredita que o que aconteceu, ou pode acontecer, será tão terrível e insuportável que não conseguirá suportar.

Resposta racional: "As discussões são desagradáveis, mas, quando recuamos e as colocamos em perspectiva, percebemos todas as coisas boas que temos. Não precisamos definir nosso relacionamento como uma grande discussão."

"Nós temos um relacionamento terrível porque ele é um completo mentiroso."

Rotulação: Você atribui traços negativos globais a si mesmo, aos outros e aos seus relacionamentos.

Resposta racional: "Nós temos um relacionamento humano, com algumas coisas boas e algumas coisas ruins. As coisas boas são que nos respeitamos e nos amamos e tentamos nos apoiar durante os momentos difíceis. Conseguimos nos divertir juntos e vamos continuar assim."

"Só porque ela diz que me ama isso não significa que não vai me trair."

Ignorando os aspectos positivos: Você alega que as coisas positivas sobre si mesmo, ou seu relacionamento, são triviais se comparadas às coisas negativas.

Resposta racional: "Nós temos muitas coisas boas juntos. Nos consideramos interessantes, nos divertimos juntos, desfrutamos muito das mesmas atividades, gostamos de conversar."

"Olhe para todos os aspectos negativos em nosso relacionamento: discussões, depressão, raiva, ansiedade. Tanta coisa parece ruim que ele provavelmente está procurando outra pessoa."

Filtro negativo: Você foca quase exclusivamente nos aspectos negativos de seu relacionamento e raramente nota os positivos.

Resposta racional: "Existem alguns aspectos negativos, mas também consigo ver muitos aspectos positivos. Olhar apenas para os negativos é deprimente e irrealista. Tenho que estar atento aos positivos."

"Mais uma discussão. Essas discussões ocorrem o tempo todo."

Generalização excessiva: Você percebe um padrão global de pontos negativos com base em um único incidente.

Resposta racional: "Isso não é verdade; podemos passar uma semana inteira sem uma discussão – algumas vezes até mais. Precisamos mudar o estilo que temos quando discutimos. Costumávamos ouvir um ao outro, aceitávamos que há pontos de vista diferentes e tentávamos resolver os problemas juntos. Se existe um padrão, é que continuamos juntos e as coisas dão certo."

"Estamos discutindo constantemente porque ela flerta com outros homens o tempo todo."

Pensamento do tipo tudo ou nada: Você vê os eventos ou as pessoas em termos de tudo ou nada: tudo é totalmente bom ou totalmente ruim.

Resposta racional: "Não, nós discutimos uma ou duas vezes por semana, e então isso se exacerba. A maior parte do tempo nós nos divertimos juntos. Preciso ver as variações entre coisas boas e os problemas que surgem em vez de ver nosso relacionamento apenas de uma maneira ou de outra."

"Não devíamos ter tantas discussões. Devíamos estar excitados e ligados um no outro o tempo todo, porque assim eu me sentiria mais segura."

Deveria: Você interpreta os eventos em termos de como as coisas deveriam ser, em vez de simplesmente focar em como elas são.

Resposta racional: "Bem, seria ótimo se nós fôssemos perfeitos. Mas não somos, então podemos trabalhar para diminuir as discussões que temos. Além disso, relacionamentos não são perfeitos, portanto acho que posso compreender que às vezes meu parceiro não está com disposição para intimidade como eu estou."

"Se ela achar outro homem interessante, significa que eu devo ser enfadonho."

Personalização: Você está levando as coisas para o lado pessoal em seu relacionamento, como se tudo o que seu parceiro ou outras pessoas fazem refletisse em você.

Resposta racional: "Há muitas pessoas que podem ser interessantes às vezes, e eu não tenho que ser interessante o tempo todo. Se ela achar alguém interessante para conversar, isso não significa nada sobre como ela se sente a meu respeito."

"É tudo culpa dele eu ser ciumenta. Ele está me deixando com ciúme por falar com ela."

Acusação: Você foca na outra pessoa como a fonte de seus sentimentos negativos e se recusa a assumir a responsabilidade por mudar a si mesmo.

Resposta racional: "Não, nós dois compartilhamos a culpa, e ambos podemos mudar a forma como respondemos. Sei que minha resposta ao fato de ele conversar com outra mulher depende de mim."

"Sinto-me ansiosa, portanto isso significa que meu parceiro está fazendo alguma coisa."

Raciocínio emocional: Você deixa que seus sentimentos guiem sua interpretação da realidade.

Resposta racional: "Sentir ansiedade não quer dizer que ele está saindo com outra pessoa; significa que hoje é um dia difícil para mim. Até a noite as coisas podem melhorar e, geralmente, melhoram."

EXAMINANDO OS PRESSUPOSTOS SUBJACENTES NOS LIVROS DE REGRAS

Acabamos de ver os pensamentos automáticos que contribuem para sua insegurança, raiva e ciúme. Entretanto, esses pensamentos automáticos negativos que você tem podem ser alimentados por crenças subjacentes. Conforme descrevi no Capítulo 4, esses pressupostos subjacentes são conhecidos como livros de regras. Você pode reconhecê--los porque eles são frequentemente afirmações do tipo "Se... então...". "*Se meu parceiro acha outra pessoa atraente, então* isso significa que ele não me quer e que não posso confiar nele." Imagine se você não tivesse esse livro de regras e simplesmente pensasse: "Todos nós achamos outras pessoas atraentes porque outras pessoas são atraentes. Isso não significa nada sobre o desejo dele por mim e não quer dizer que eu serei traído".

Os livros de regras surgem automaticamente, quase sem qualquer reflexão. Eles com frequência incluem crenças sobre a forma como as coisas *deveriam ser*: "Meu parceiro só deveria prestar atenção em mim" ou "Minha parceira deveria me contar tudo que está pensando e sentindo". Podemos formular muitas perguntas sobre nossos pressupostos semelhantes às que fazemos sobre nosso pensamento automático negativo.

Examine os custos e os benefícios de um livro de regras

Vamos examinar os custos e os benefícios de acreditar que "Se minha parceira está flertando, então não posso confiar nela". O custo pode ser ciúme, raiva, levar as coisas para o lado pessoal e até mesmo retaliação contra seu parceiro ou contra outras pessoas. Você pode achar que existe um benefício nessa regra – que pode impedir que seu parceiro seja simpático com outras pessoas criticando-o, tentando fazê-lo se sentir culpado ou mesmo ameaçando terminar o relacionamento.

Questione se o livro de regras é realista

Uma forma de avaliar seu livro de regras é questionar se ele se enquadra no mundo real. Em outras palavras:

- É realista pensar que seu parceiro nunca vai achar outra pessoa atraente?
- É realista que seu parceiro nunca seja simpático com outra pessoa além de você?
- É realista que você seja a única pessoa com quem ele tenha gostado de fazer sexo?

Você pode achar que sua vida seria melhor se seu parceiro jamais achasse outra pessoa atraente. Mas o mundo não está organizado para atender aos seus padrões ideais. Então você pode se encontrar continuamente frustrado vivendo no mundo real.

Aplique o livro de regras a você mesmo

Outra forma de testar seus pressupostos é perguntar se você poderia aplicar esse livro de regras a si mesmo. Também é verdade que você nunca acha outra pessoa atraente? Que nunca gostou de fazer sexo com outra pessoa além de seu parceiro? Nunca flerta ou se comporta com simpatia com outra pessoa além de seu parceiro? E se você realmente flertou, então não é uma pessoa confiável? Quando você tem dificuldade em aplicar esse padrão a si mesmo, é possível que tenha um padrão duplo. Acha que passaria no teste?

Explore como seu livro de regras pode ser percebido de forma diferente

Pode ser útil ter padrões que sejam mais *flexíveis* ou *realistas*. O pensamento de que "Minha parceira está flertando com alguém" pode me incomodar porque concluo que ela não me respeita. Mas vamos tomar essa crença como exemplo e examiná-la. Se alguém está flertando, isso necessariamente significa falta de respeito por mim – ou pode significar outras coisas? Minha parceira pode flertar porque alguém está flertando com ela, e sua resposta pode ser natural, quase reflexa. Em outras palavras, ela pode não estar pensando em me desrespeitar. Não é sua intenção me magoar.

Outra razão para que ela esteja flertando é que se trata de um hábito seu que precede nosso relacionamento. Ela pode simplesmente gostar de flertar e ser encantadora – uma das razões pelas quais me senti atraído inicialmente. Ela também pode flertar porque isso reforça sua autoestima. Flertar pode ser um hábito que lhe dá a afirmação de outras pessoas. Para superar minha crença de que ela não me respeita, posso procurar outras evidências de que ela realmente me respeita. Talvez ela demonstre que se importa fazendo do tempo que passa comigo uma prioridade em sua vida.

EXAMINE COMO SUAS CRENÇAS DE CIÚME REFLETEM ALGUMA COISA NEGATIVA SOBRE VOCÊ

Às vezes, interpretamos o comportamento de nosso parceiro como um reflexo de alguma coisa a nosso respeito. Vamos examinar o pensamento um tanto assustador de que seu parceiro possa traí-lo. Muitos de meus clientes se preocupam não só com a traição de seus parceiros como também com o que a traição significaria sobre eles mesmos. Por exemplo, Walter acreditava que: "Se minha esposa me traísse, isso provaria que sou um otário, que sou inferior a outros homens e que outras mulheres me rejeitariam porque sou um perdedor".

Vamos pensar nisso enquanto examinamos o pensamento de Walter de que "Eu sou um otário se minha parceira me trair" e ver se realmente faz sentido. Se alguém roubar alguma coisa nas suas costas, isso faz de você um otário ou significa que essa pessoa é um ladrão? Da mesma forma, se sua parceira o traísse, isso não diz mais sobre ela ou sobre o caráter dela? Não tem mais a ver com *ela* e menos com *você*? Se sua parceira mente ou trai, isso realmente não quer dizer absolutamente nada sobre você. Ao contrário, significa que sua parceira falhou em corresponder às promessas que fez. Pergunte-se: o que você pensaria sobre outro homem cuja esposa o traísse? Na maioria dos casos, pensaria que a esposa havia falhado em manter a promessa de fidelidade. Você provavelmente a menospreza por fazer isso. Vamos ver minha conversa com Walter.

Bob: Como o fato de sua mulher o trair o tornaria inferior a outros homens?

Walter: Bem, isso significa que eu não fui capaz de manter o interesse dela. Não fui suficientemente bom para ela.

Bob: Em que aspecto você não seria suficientemente bom para ela, caso ela o traísse?

Walter: Talvez eu não seja suficientemente atraente para ela.

Bob: Mas vocês estão casados há 11 anos. Você me disse que sua vida sexual é muito boa e que ela tem vontade de fazer sexo com você. Como isso é coerente com a ideia de que ela não o acha atraente?

Walter: Sim, eu sei, ela sempre parece querer fazer sexo comigo. Eu sei. Mas se ela me traísse, significaria que ela perdeu o interesse em mim.

Bob: Vamos ver o que sabemos até agora. Não temos nenhuma evidência de que sua esposa o está traindo. Também sabemos que ela quer transar com você e que estão juntos há 11 anos. Se ela fosse traí-lo, isso não diria alguma coisa sobre ela e suas próprias razões em vez de alguma falha específica de sua parte?

Walter: Acho que ela tem baixa autoestima, o que eu já sabia quando estávamos namorando. Não sei. Talvez se ela traísse poderia ser por isso. E talvez essa seja uma das razões pelas quais ela flerta algumas vezes.

Bob: Então a ideia de que "Se ela me traísse, significaria que Walter é um fracasso" não parece se manter diante dos fatos ou da lógica. O medo da traição é um temor fundamental, e ela incomodaria praticamente todos caso acontecesse. Mas o que estamos vendo aqui é sua crença de que isso significaria que você é inferior a outros homens.

Walter: Sim, eu sei, isso não parece lógico. Mas acho que também me preocupo que, se rompêssemos, eu não seria capaz de encontrar outra pessoa.

Bob: Entendo que isso o incomodaria já que você valoriza ter um relacionamento íntimo e de compromisso. Deixe-me perguntar, o que seu melhor amigo diria sobre suas principais qualidades?

Walter: Meu melhor amigo é Merv. Eu o conheço desde o ensino médio, e éramos muito próximos. Acho que ele diria que sou um amigo muito leal, sou generoso, sou atencioso e inteligente. Diria que tenho um bom senso de humor e que sou uma pessoa divertida para ter por perto. Imagino que ele acha que sou um bom pai para meu filho e um bom marido. Ele sabe que não sou perfeito, mas gosta de mim.

Bob: Há outras pessoas que têm uma visão tão positiva de você?

Walter: Sim, quase todos com quem trabalho gostam muito de mim. E tenho muitos amigos que conheço há tempo. As pessoas tendem a gostar de mim.

Bob: Esse não parece ser o tipo de pessoa por quem outras mulheres poderiam se interessar?

Walter: Acho que sim. Mas estou casado há tanto tempo, nunca pensei em trair.

Bob: E poderíamos considerar que estar casado há um longo tempo significa que você é capaz de ter um relacionamento de longa duração? Isso seria uma coisa que outras mulheres estariam procurando no caso improvável de que você não estivesse casado?

Walter: Não tenho sido um marido perfeito.

Bob: O próprio fato de reconhecer que não é um marido perfeito também pode ser um de seus pontos fortes. Você não é arrogante. Talvez isso fosse atraente para alguém. O que acha?

Você pode examinar seus temores subjacentes, como Walter fez. Devido a suas crenças sobre o que a traição da esposa significaria sobre ele, Walter ficava muito preocupado quando ela flertava. Aquilo, para ele, era um sinal de que ela poderia ser infiel, o que significaria que ele é um perdedor, nada atraente e que ninguém mais iria querê-lo.

Tenha em mente que a ideia de uma possível traição pode ser perturbadora para quase todos. No entanto, para cada pessoa, a traição de um parceiro tem implicações únicas. Examine quais são essas implicações, por que elas podem o estar deixando aterrorizado, desconfiado e ciumento. Estas são algumas possíveis implicações da traição. Leia a lista a seguir e pergunte-se se alguma dessas afirmações serve para você. *Se meu parceiro me traísse, então...*

- Sou um otário
- Não tenho atrativos
- Sou um péssimo amante
- Outras pessoas vão me ver como um perdedor
- Isso prova que não consigo manter um relacionamento
- Eu fracassei
- Eu nunca seria capaz de encontrar outro parceiro
- Todos os meus relacionamentos futuros irão fracassar
- Não posso ser feliz sozinho
- Não conseguiria sobreviver sozinho

Às vezes, o temor central é tão devastador que impulsiona muito de nosso ciúme no momento presente. Considere a possibilidade de que seu relacionamento atual não seja completamente essencial para sua felicidade ou bem-estar. Não estou querendo dizer que seu relacionamento atual seja insignificante ou que esteja chegando ao fim. Estou simplesmente pedindo que considere a possibilidade de que você *sobreviva* e talvez, até mesmo, *prospere* se o relacionamento de fato terminar.

"E SE EU FOR TRAÍDO?"

Como seria sua vida se você fosse traído? Esse pode ser o temor fundamental que está subjacente ao seu ciúme. Frequentemente as pessoas que acreditam não ter uma alternativa a um relacionamento atual têm muito mais probabilidade de ser ciumentas.[46] Em outras palavras, se você acha que a única fonte de satisfação que terá em um relacionamento está no atual, provavelmente ficará muito mais ansioso com a ideia de perdê-lo. No entanto, se acreditar que tem alternativas no futuro, poderá ser menos ciumento. E, quando for menos ciumento e menos desesperado em sua relação atual, seu relacionamento poderá ser melhor. Portanto, examine a ideia de que você poderia ser feliz fora desse relacionamento. Considere que poderia encontrar significado e satisfação em outro lugar.

Kathy temia ficar infeliz para sempre, sozinha para sempre, caso seu marido a traísse. Eles estavam casados há oito anos e tinham um filho. Seu medo era que, se o marido a traísse, ela nunca seria feliz novamente. Esta foi minha conversa com ela:

Bob: Vamos ter em mente que não há nenhuma evidência de que ele a esteja traindo. Mas precisamos ser realistas sobre o fato de que alguma coisa poderia acontecer. Então vamos seguir a linha de raciocínio de seu medo e ver se há uma forma alternativa de ver as coisas. Você disse que não consegue imaginar que poderia ser feliz de novo se você e seu marido se separassem. Antes de conhecer seu marido, que tipo de coisas você gostava de fazer?

Kathy: Eu gostava do meu trabalho, tinha muitos amigos e curtia frequentar a universidade, praticar esportes, viajar, ler e apenas viver minha vida.

Bob: Parece que havia muitas coisas de que você gostava antes de conhecer seu marido.

Kathy: Sim, acho que é verdade.

Bob: Ok, há coisas que você gostou de fazer nos últimos oito anos e que não envolveram seu marido?

Kathy: Na verdade quase tudo o que lhe descrevi eu gostava de fazer sem ele. Gosto de ver meus amigos e também entendo que ele não é assim tão louco por alguns deles. Então muitas vezes eu os vejo sozinha. Faço aulas de ioga, o que é incrível para mim, porque consigo relaxar e me alongar. Tenho alguns amigos que conheci nessas aulas. Também gosto do meu trabalho. Estou me saindo muito bem, e as pessoas me respeitam lá.

Bob: Então você curtia muitas coisas em sua vida antes de conhecê-lo e ainda faz muitas delas mesmo que ele não esteja junto. Faria sentido dizer que você curtiria algumas coisas em sua vida mesmo que seu relacionamento terminasse?

Kathy: Acho que sim. Eu realmente tenho coisas boas acontecendo em minha vida.

Bob: Se vocês se separassem, e não estou dizendo que irão se separar, haveria novas oportunidades ou novas coisas que você poderia fazer?

Kathy: Sim, acho que sim. Por um lado, eu namoraria outros homens, eu acho, embora seja difícil imaginar isso depois de ter sido casada por oito anos. E eu poderia voltar à universidade e fazer um mestrado, que é algo que sempre quis. Pensando bem, há lugares para onde eu gostaria de viajar e para onde

	meu marido não quer ir. Acho que eu viajaria para lá. Sim, haveria coisas novas a fazer, novas pessoas. Não tenho certeza, mas acho que haveria uma vida para mim.
Bob:	É natural pensar que um rompimento a deixaria devastada para sempre. E eu estava me perguntando se você alguma vez já passou por um rompimento antes.
Kathy:	Sim, tive um rompimento na faculdade. E, três anos antes de conhecer meu marido, passei por uma separação de alguém com quem estava envolvida havia dois anos. Já passei por isso antes.
Bob:	E quando você passou por esses rompimentos, também pensou que nunca mais seria feliz de novo?
Kathy:	Sim, de fato, recordo de quando quis me matar depois de um rompimento porque achei que seria infeliz para sempre.
Bob:	Posso entender que rompimentos sejam assustadores para você. Eles parecem desencadear a ideia de que ficaria sozinha e deprimida para sempre. Mas o que acontece, pela sua história, é que você acaba ficando bem depois da dificuldade inicial da separação. Por fim, as coisas melhoram. Devemos ter isso em mente.
Kathy:	Acho que isso é verdade em relação ao passado. Mas não parece ser verdade no momento.
Bob:	Mesmo assim, devemos ter em mente que você acha que será infeliz para sempre, mas que isso parece não ser o caso. Se soubesse que acabaria feliz, mesmo sem um relacionamento, acha que teria ficado tão infeliz depois desses rompimentos?
Kathy:	Não. Se eu acreditasse nisso ou se soubesse que seria feliz novamente, não teria me sentido tão devastada.
Bob:	Então esses relacionamentos anteriores não foram essenciais para ser feliz no futuro, foram?
Kathy:	Não, eles não foram essenciais.

"POSSO CONFIAR EM ALGUÉM?"

Você pode temer que, se seu parceiro vier a traí-lo, nunca mais será capaz de confiar em alguém de novo. Então vamos pensar sobre essa conclusão comum quando ocorre uma traição. Mais uma vez, quero lembrar que não estou de forma alguma concluindo que seu parceiro não seja confiável. Mas imaginemos que ele traiu sua confiança. O que isso significa sobre confiar em outra pessoa?

Depois de uma traição e após um rompimento, é comum que o parceiro que foi traído me diga: "Nunca mais vou confiar em ninguém em um relacionamento". Essa resposta imediata pode ser uma estratégia protetora para impedir que sejamos magoados imediatamente após a traição, sobretudo quando estamos nos recuperando do relacionamento. Pode ser uma boa ideia levar as coisas com cautela depois de um rompimento, caso ocorra.

Vejamos a lógica: se você fosse traído por uma pessoa, nunca mais confiaria em outra. Esse exemplo pode ser generalizado para todas as pessoas? Isso é realista? É como concluir que, se alguém roubasse alguma coisa de mim, então todos são ladrões. Isso não parece lógico e certamente não é útil. Vamos imaginar que você esteja saindo de novo com alguém após um rompimento. Você conhece alguém de quem realmente gosta, e ela lhe diz que seu parceiro a traiu, portanto não pode confiar em você. Ela concluiu que não pode mais confiar em ninguém – *jamais*. Isso faria sentido?

Nunca mais confiar em alguém seria uma forma muito dura de viver sua vida. E você pode conhecer algumas pessoas que já passaram por rompimentos, que foram traídas e que não confiaram novamente. Essa estratégia superprotetora só limita as possibilidades de encontrar novos relacionamentos, nova felicidade, novo significado.

Você também pode conhecer pessoas que foram traídas e posteriormente formaram bons novos relacionamentos. Estas são pessoas que podem ter encarado a traição como um reflexo de quem as traiu – sem generalizar para a população inteira. Confiança é algo que vem e vai, e podemos sentir como se ela tivesse sido eliminada completamente. Mas depois ela retorna. De fato, você pode já ter vivenciado isso depois de outras separações. A vida continua.

PROCURA DE SOBREVIVENTES

Outra forma de olhar para seus piores medos é verificar se outras pessoas sobreviveram a uma traição. Você conhece pessoas que foram traídas por seus parceiros e que ainda são capazes de levar uma boa vida? A maioria de nós conhece alguém que passou por um rompimento resultante de traição. E você? Talvez a pessoa em quem está pensando não tenha um novo relacionamento atualmente, mas isso significa que ela é infeliz durante todos os momentos do dia? Provavelmente não. É muito provável que, mesmo que essas pessoas não estejam em um novo relacionamento, elas tenham altos e baixos.

As pessoas têm tendência a ser *resilientes* e a se recuperar das perdas – mesmo por traição. Elas já passaram pelo seu pior medo: já foram traídas. Mas continuaram com sua vida e, em alguns casos, descobriram relacionamentos melhores depois disso. Isso pode lhe dar motivo para acreditar que sobreviver à traição é possível. Quando você acredita que sua vida pode acabar sendo tão boa quanto a de pessoas que sobreviveram ao seu pior medo, talvez fique menos preocupado e até menos ciumento em seu relacionamento atual.

9

Inserindo o ciúme no contexto

No Capítulo 7, pedi que você visse sua mente como um grande quarto cheio de diferentes objetos, cheio de memórias. Imagine agora que seu relacionamento também é um vasto cômodo. Ele não é simplesmente esta única coisa – o ciúme –, não é simplesmente um sentimento. Imagine riqueza, complexidade, muitas texturas e todos os tipos de cenários. Tudo isso faz parte desse relacionamento.

O QUARTO DOS RELACIONAMENTOS

Seu quarto dos relacionamentos é um espaço – um espaço mental – com um caleidoscópio de memórias, sentimentos, pensamentos, experiências, decepções, esperanças e sensações. Olhar para ele é como olhar em torno da sala em que você está. Eu estou em meu estúdio, que está cheio de pilhas de livros, luminárias, papéis, canetas, duas cadeiras. Vejo um livro, em particular, que me traz lembranças, pensamentos, ideias, sentimentos. Vejo outro livro que conheço e quero ler, mas ainda não o peguei. Esta é a sala, cercando-me de objetos, imagens, memórias e possibilidades. Não há apenas uma coisa nela, um sentimento, uma experiência, um momento no tempo. Ela se estende até o passado e até o futuro. Da mesma forma, seu quarto dos relacionamentos guarda as muitas experiências que vocês compartilham um com o outro. Algumas podem ficar esquecidas, abaixo de camadas de memórias, até que vêm à tona em momentos inesperados. Seja o que você estiver experimentando nessa sala dos relacionamentos – inclusive seu ciúme ou o ciúme de seu parceiro –, é apenas um momento, uma camada, uma possibilidade.

Imagine o relacionamento com seu parceiro como um quarto. Talvez ele esteja em desordem, como meu estúdio. Para encontrar alguma coisa que deseja, você precisa procurar a sua volta. Talvez ele esteja cheio de lembretes, imagens do passado. Ele também está repleto de uma gama de sentimentos que você experimentou nesses últimos meses, talvez durante os últimos anos. Você tem passado muito tempo com esses sentimentos de ciúme, raiva, ansiedade e tristeza. Eles estão aqui e o estão perturbando. Mas esse quarto é vasto: além do presente, também tem o passado e o futuro, pois esse quarto recua e avança no tempo.

Você olha a sua volta nesse quarto grande, complexo, aparentemente em constante mudança, que inclui tantas coisas que você pode ter esquecido – até este momento. Você se recorda de quando se conheceram, quando saíram pela primeira vez, até mesmo o que vestiam. Como você se sentiu inicialmente. Recorda das caminhadas juntos, das risadas, das perguntas que cada um queria que o outro respondesse. Lembra-se da primeira vez que fizeram amor, como foi – e as muitas vezes depois. Nesse grande quarto, escondidos, você descobre – mais uma vez – os sentimentos que tinha quando se sentia tão próximo, tão seguro, tão feliz. Pensa "O que aconteceu com tudo aquilo?", como se tivesse acabado para sempre. Mas aqui está, no seu quarto. Aqui está, em sua frente, na sua mente, no sentimento deste momento.

Enquanto você olha a sua volta no quarto, sua mente viaja de volta ao passado e recorda a alegria, as risadas, a vivacidade. Você se lembra da saudade ao se encontrarem, de sentir falta de seu parceiro quando estavam separados, de querer abraçá-lo, de ser abraçado por ele. Sim, você se lembra como era compartilhar alguma coisa especial – talvez um jantar no restaurante que os dois adoravam ou as caminhadas que faziam juntos, coisas que podem parecer comuns para outras pessoas. Mas eram vocês dois juntos, era algo a que vocês dois pertenciam, juntos. Enquanto sua mente vagueia por essas memórias neste momento no tempo, exatamente agora, você sente o aconchego. Sente o amor que temia que estivesse sendo perdido e sente tristeza porque ainda teme perdê-lo. Porque em outro momento eram vocês dois.

O que seu parceiro tinha que lhe tocou tanto? O que a fez sentir "Sim, é ele"? É difícil identificar exatamente, encontrar as palavras. Por trás das palavras, encontram-se ondas de emoções, imagens e memórias, cada uma parecendo diferente da anterior, algumas parecendo anular as demais, mas elas continuam vindo, uma após a outra, vindo em sua direção, através de você, memórias de vocês dois. Suas memórias, suas ondas de sentimentos. Suas contradições. Porque nesse quarto, que está sempre em mudança e que permanece o mesmo, seu quarto, você percebe que a vida é cheia de contradições. Onde há esperança e amor também pode haver tristeza e raiva. As ondas podem derrubá-los, os dois podem cair, mas ainda podem lutar para ficar de pé, ainda se erguendo apesar dos tempos difíceis. Se você consegue se imaginar segurando a mão que se estende, poderá se erguer acima dessas decepções. Você não sabe, não quer erguer suas esperanças, porque os dois foram derrubados.

GIRE AS LENTES DO SEU RELACIONAMENTO

Talvez seu ciúme seja como uma lente que escurece tudo o que você vê sobre seu relacionamento. Através dela, você vê seu parceiro e a si mesmo. Tudo parece preso à única coisa que o faz se sentir sem esperança, não amado e não amando. Você só consegue ver seu parceiro através dessa lente, uma sombra escurecida e embaçada da realidade. Não há nada mais, você acha, e as emoções de raiva, ansiedade e tristeza que tem neste momento parecem inevitáveis. Não há saída.

Recordo de ter olhado através da lente de um caleidoscópio pela primeira vez quando era criança. Senti como se estivesse entrando em um mundo inteiramente novo. Girei a lente, e os padrões mudaram, girei para trás, e os padrões mudaram novamente. Tudo o que eu conseguia ver era que os padrões eram simétricos e que, cada vez que eu movimentava a lente, outro padrão surgia. Sempre achei que os relacionamentos são como caleidoscópios: cada vez que giro a lente, vejo um novo padrão. Sei que, quando estou com raiva, fico preso a um padrão muito escuro – um padrão que parece capturar tudo, mas que só me deixa no escuro. No momento da minha raiva, esse é um padrão que vejo enquanto penso: "É assim que as coisas são". E isso me incomoda. Sinto-me preso a essa escuridão, a esse padrão decepcionante, a esse beco sem saída. Então me pergunto: O que vai acontecer se eu girar o caleidoscópio? E se eu mudar para um padrão diferente? O que verei? Como será?

Vamos tentar girar a lente. Vamos ver que outros padrões de sentimento podem surgir quando você olha para as coisas de uma forma diferente. Cada vez que eu girar a lente, vou evocar uma emoção diferente. Por enquanto, esse será um relacionamento mais neutro do que com seu parceiro. Experimente.

Lentes da compaixão

Experimente a emoção da compaixão. Imagine, buscando em suas memórias de infância, alguém que parecia ter compaixão, que parecia abraçá-lo em bondade amorosa. Do que você se lembra sobre essa pessoa? Quanto a mim, recordo da minha avó, que sorria e falava com uma voz suave, que me abraçava e me dizia o quanto eu era maravilhoso. Evoque lembranças dessa pessoa, traga-as até o momento presente. Feche os olhos e lembre-se de ser abraçado, tocado, confortado. Imagine esse sentimento de compaixão e bondade cercando-o, envolvendo-o. Aqui, envolvido pelo amor, você se sente seguro.

Agora imagine sentir amor e bondade por essa pessoa. Sim, você sente isso enquanto diz para si mesmo – para ele ou ela – "Amo sua gentileza, amo sua bondade, amo você". Sente o amor fluindo de seu coração até o coração dessa pessoa. Um coração unido. Um.

Lentes da alegria

Agora quero recordar outra emoção, só por este momento. Pense em uma memória de quando você estava brincando, rindo. Lembre-se desse momento. Para mim, é uma lembrança de levar nossa cachorra para andar no bosque, por uma trilha. Eu ficava observando ela correr e farejar. Enquanto lembro, ela está brincando na minha mente, em meu coração, no momento presente. Estou brincando com ela. Pego uma pequena bola de futebol e atiro para ela, observando-a correr para buscá-la. Sua cauda está no ar, sua boca está aberta e tomando fôlego enquanto corre. Vejo quando ela pega a bola e a traz de volta. Com essa memória, sinto um ímpeto de felicidade, um ímpeto de alegria.

Lentes com muitas emoções

Enquanto penso nos bons tempos com minha avó e minha cachorra, também sinto uma ponta de tristeza porque elas não estão mais conosco. Mas sei como era a compaixão e a alegria com elas. E sei que ainda posso sentir essas coisas às vezes; elas nunca me deixaram completamente. Posso senti-las agora, na memória, mesmo com a tristeza. Sim, *os dois sentimentos* vieram à tona. A compaixão e a tristeza, a alegria e a tristeza. Triste porque elas se foram, mas feliz com as lembranças de ser abraçado, de observar minha cachorra correndo atrás da bola.

Essa é a natureza dos sentimentos e das memórias no quarto dos relacionamentos. Os sentimentos parecem se contradizer, sendo felizes e tristes. Como pode ser isso? Você pode perguntar: como posso sentir os dois extremos na mesma lembrança? As contradições não anulam uma à outra? Em caso afirmativo, isso significaria que vou ficar sem nenhum sentimento?

Absolutamente não. Os dois sentimentos são legítimos, reais. Ambos fazem sentido. Sim, podemos ter sentimentos positivos e negativos sobre a mesma memória. Assim como você pode ter sentimentos positivos e negativos sobre seu parceiro. Pode sentir ciúme, mas ainda amá-lo. Pode sentir raiva, mas ainda gostar dele.

Você não está confuso. Está simplesmente consciente do quanto seus sentimentos podem ser ricos e abrangentes. Porque nunca é tão simples como um único sentimento, não é? Você está preenchido com todas as formas e cores do caleidoscópio. As coisas estão de uma maneira, e então você gira a lente e tudo muda no momento seguinte.

Vendo seu parceiro com uma lente de compaixão

Quais são as emoções, além das dolorosas, que você e seu parceiro compartilharam? Só existe ciúme e raiva entre vocês? Não, não é possível, porque, se fosse assim, você não se importaria muito em sentir ciúme. Vocês compartilharam muitas outras emoções. Acabamos de falar sobre compaixão, bondade amorosa, a sensação de ser abraçado, acariciado, confortado e totalmente aceito com todas as nossas imperfeições humanas. Lembre-se desse sentimento e tente recordar quando você o experimentou com seu parceiro.

Pode ser difícil acolher esse sentimento porque você está sentindo essa dor. Mas tente trazê-lo de volta por um momento. Traga-o de volta: para escutar, sentir, lembrar-se; para saber que é algo que ainda está acontecendo com você; para perceber que os dois ainda podem se amar, mesmo que estejam magoados.

De fato, a mágoa pode ser por causa de seu amor. Algumas vezes o amor dói; algumas vezes ficamos tristes porque as coisas têm importância para nós. Então receba todos esses sentimentos, mesmo quando estiver magoado. Perceba que a dor está aí porque também há sentimentos amorosos. Mesmo que você queira se afastar de seu parceiro para se ver livre dos sentimentos difíceis, ainda pode amar e se importar com a pessoa que o está deixando com ciúme. A dor é apenas uma parte do quarto do relacionamento. Ela está cercada por muito mais.

Esse é o quarto do relacionamento que vocês construíram juntos. Não há um momento melhor do que quando você foi magoado para lembrar-se do amor que ambos podem sentir. Não é fácil lembrar-se do amor quando você está sentindo ciúme e raiva. Então coloque o ciúme em uma cadeira, em um canto. Deixe que ele descanse por um momento para que você possa se lembrar dos sentimentos amorosos que experimentou, do amor que recebeu, do amor que deu.

Vendo seu parceiro com uma lente de alegria

Enquanto o ciúme está sentado em uma cadeira, observando, lembre-se mais uma vez da alegria que vocês dois compartilharam: as risadas em momentos em que foram desastrados juntos, apenas sendo tolos. Sim, você pode fazer essas memórias voltarem um pouco no tempo. O ciúme pode ficar sentado na cadeira por agora, enquanto você vê que aquelas outras lembranças e sentimentos também estão nesse quarto do relacionamento.

VENDO O QUE VOCÊS RESOLVERAM JUNTOS

Quero que você lembre que existe mais uma coisa nesse quarto do relacionamento: todos os problemas que vocês resolveram juntos. Pense no que trabalharam, nos problemas que resolveram. Talvez tenha havido diferenças, discussões, decepções ultimamente. Mas vocês não teriam chegado até aqui, importando-se o suficiente para sentir ciúme, se não tivessem resolvido problemas nesse caminho.

Quais foram eles? Talvez vocês tenham ajudado um ao outro anteriormente durante momentos difíceis – com decepções, problemas no trabalho, dificuldades familiares, rompimentos de amizades. Vocês estavam disponíveis um para o outro durante esses momentos. Estavam juntos, não eram apenas uma pessoa; eram vocês dois. Talvez tenham trabalhado juntos para criar seus filhos, estando presentes no começo, no nascimento, tão comovidos que havia lágrimas em seus olhos. Rindo das gracinhas das crianças, observando seu crescimento, acordando no meio da noite, se revezando, juntos. Talvez tenham feito planos juntos – atividades, férias, fazendo as coisas darem certo. Juntos. Lembre-se de todos os seus projetos que estavam relacionados aos dois. Eles ainda fazem parte desse quarto do relacionamento.

COMO PESSOA, VOCÊ É MAIS DO QUE SEU CIÚME

Quando está sentindo ciúme, você acha que o relacionamento como um todo está vinculado a ciúme e desconfiança. Pode até mesmo se rotular como "uma pessoa ciumenta". Isso o deixa dominado pelo ciúme e incapaz de ver a riqueza e a diversidade de sentimentos em seu relacionamento – e em si mesmo.

Quando você diz que é uma pessoa ciumenta, é quase como se toda a sua personalidade, toda a sua história passada, tivesse desaparecido. É como se você tivesse sido substituído por esse rótulo. Então, começa a se anular. Fica reduzido a um diagnóstico, a um termo pejorativo, a uma categoria. Você já não é mais uma pessoa distinta com uma história única e uma gama de emoções, relacionamentos passados e atuais. Você se colocou dentro de uma caixa, fechou a tampa e se colocou em uma estante – talvez para ser descartado.

Na verdade, em determinado momento, seu relacionamento e os sentimentos que você tem são muito maiores do que seu ciúme. Como já vimos, há uma ampla gama de riquezas nos sentimentos de um pelo outro – alegria, felicidade, curiosidade, proximidade –, memórias de terem resolvido problemas juntos, compartilhado experiências significativas, planejado para o futuro e se divertido juntos. Seu relacionamento é maior e mais rico do que seus sentimentos de ciúme em determinado momento. Inserindo o ciúme no contexto mais amplo, momentaneamente libertando-se dele, você pode aprender que há uma variedade de possibilidades para outros sentimentos e experiências enquanto foca nas demais fontes de significado em seu relacionamento. Você não é uma "pessoa ciumenta" – é uma pessoa com uma ampla gama de sentimentos, experiências e possibilidades.

Podemos inserir seu ciúme e seu relacionamento no contexto de uma vida maior do que o momento atual e examinar como você pode construir uma vida significativa – independentemente de seu ciúme atual –, incluindo amizades, relações profissionais, trabalho significativo, valores na vida, objetivos importantes e prioridades. Os sentimentos de ciúme são elementos de uma vida maior, que está constantemente mudando, fluindo através do tempo, criando novas oportunidades. Você tem uma vida que é maior do que seu ciúme e que pode ser preenchida com uma ampla gama de possibilidades – se você parar de focar no ciúme.

Abrindo espaço para tudo

Em vez de pensar que você precisa se livrar de seus sentimentos de ciúme – ou dos sentimentos de ciúme que seu parceiro pode ter –, olhe para sua vida como suficientemente grande para conter o ciúme... e mais. No quarto do relacionamento, você pode abrir espaço para todos os sentimentos. Nada precisa ser banido.

A criação de um espaço nos permite aceitar e reconhecer os sentimentos de ciúme – mas também nos permite abrir espaço para os sentimentos de amor, alegria e compaixão, que também fazem parte de nossos relacionamentos. Quando abrimos espaço, já não lutamos mais contra o ciúme, não o mandamos embora – e já não ficamos irritados e perturbados quando o ciúme retorna. Podemos aceitar que "Estou tendo um sentimento de ciúme neste momento" sem ficarmos perturbados porque ele apareceu. Podemos abrir espaço sem agir com base nos pensamentos e sentimentos ciumentos porque podemos dizer: "Posso aceitar esses sentimentos neste momento". Dizemos "Posso conviver com esse sentimento", sabendo que podemos acrescentar: "e há muitos outros sentimentos, memórias e possibilidades que irei experimentar". Não é como se o ciúme chegasse e esvaziasse o quarto. Simplesmente o ciúme se levanta por um momento, grita de dor, nós o ouvimos e seguimos em frente. Porque abrir um espaço para o modo como nos sentimos é melhor do que entrar em guerra com ele.

10

Resolvendo juntos

Sua experiência de ciúme está no contexto do relacionamento em que você está agora, no momento presente. O ciúme raramente é um problema de uma pessoa só. Em geral, ele envolve comportamento problemático de duas pessoas. Se você é o parceiro que está experimentando ciúme, pode ter reconhecido inúmeros padrões pessoais problemáticos de pensar, se comportar, se comunicar e de agir que, às vezes, podem ter tornado as coisas ainda piores. Isso pode incluir leitura mental do que acha que seu parceiro está pensando, afastando-se dele por despeito, interrogando-o sobre seu comportamento ou rotulando-o como hipócrita ou mentiroso. Pode acontecer, ou não, de seu parceiro, talvez inadvertidamente, ter dito ou feito coisas para desencadear esses sentimentos e pensamentos, e esse comportamento pode fazer parte do problema. Se você for o alvo do ciúme, poderá acabar percebendo que está rotulando seu parceiro como neurótico, defendendo-se e ocultando a verdade porque não quer provocar mais discussões. Vocês dois se revezam tentando estar certos – tentando vencer. E ambos acabam perdendo.

Neste capítulo, veremos como vocês dois podem conversar sobre o ciúme, desenvolver estratégias para lidar com esses sentimentos e examinar possíveis regras básicas a fim de seguir em frente. Isso pode envolver algum trabalho da parte dos dois para determinar com o que estão concordando e com o que estão se comprometendo. Às vezes, os relacionamentos podem começar com entendimentos indefinidos – que são, na verdade, falsos entendimentos. Algumas vezes os relacionamentos evoluem. E outras vezes não. Vai depender de vocês dois decidirem o que irá funcionar melhor para ambos.

DIRETRIZES GERAIS PARA TRABALHAREM JUNTOS

Minha experiência com casais é que ambos os parceiros precisam contribuir para a mudança. Não pode ser simplesmente uma pessoa a fazer o trabalho e a outra observar o que está acontecendo. O ciúme é um problema do casal, e vocês dois podem fazer parte da solução. Também é uma oportunidade de melhorar muito a compreensão mútua e desenvolver diretrizes para construir maior confiança. Em vez de acusações, os dois podem focar em encontrar a solução. Vejamos algumas coisas para ter em mente.

Seja realista quanto às expectativas

Tenha em mente que precisamos ser realistas sobre o ciúme. Como eu já disse muitas vezes em capítulos anteriores, o ciúme é uma emoção universal, é frequentemente uma declaração de compromisso, e é importante aceitar que ele ocorre. Você não irá eliminá-lo – mas pode desenvolver uma compreensão do que impulsiona seu ciúme ou suas respostas ao ciúme de seu parceiro. Neste capítulo, examinamos algumas ferramentas poderosas que vocês, como casal, podem usar para lidar com o ciúme. Mas entenda que ter ferramentas para lidar com os problemas não significa que eles não irão ocorrer. Ter essas ferramentas significa apenas que saberão o que fazer para evitar que as coisas aumentem de proporção. As ferramentas também podem oferecer uma oportunidade para fortalecer seu relacionamento.

O problema não reside em ter problemas – o problema é não ter formas de lidar com eles. Às vezes será difícil, você ficará desencorajado, poderá achar que é impossível. Mas seu relacionamento também merece ser trabalhado. Pode valer a pena fazer algumas coisas que parecem ser difíceis para poder melhorar as coisas.

Todos nós temos bagagem

As pessoas frequentemente dizem: "Não quero ter que lidar com a bagagem de outra pessoa". No entanto, todos nós temos alguma bagagem, porque cada um de nós é imperfeito, inacabado. Parte dessa bagagem é leve, fácil de carregar, e parte dela é pesada, requerendo muito esforço para ser erguida. Certas coisas se agregam a isso: problemas com confiança, intimidade, mal-entendidos, expectativas irrealistas e frustrações. Não existe um casal com relacionamento de longa data que não tenha problemas. É necessário muito trabalho para fazer os relacionamentos darem certo. E trabalhar no ciúme juntos pode irromper em acusações e caos, mas pode, também, aproximá-los – se vocês fizerem da maneira certa.

Se você espera ter um relacionamento, não escapará de problemas. O segredo é estarem dispostos a carregar a bagagem um do outro. Lembra-se de minha ideia de que "Eu não estou ok, você não está ok – mas tudo está ok", apresentada no Capítulo 6? Isso é o que podemos esperar em relacionamentos significativos de longa duração. Seja qual for sua bagagem, ou a de seu parceiro. Cada um pode ter uma bagagem relacionada ao trabalho, à família de origem, ao dinheiro, à saúde ou a tantas outras coisas. Quando surge o ciúme de seu parceiro, não pense que faz algum sentido você imaginar ter uma superioridade moral, achando que o ciúme dele significa que você é a pessoa melhor, mais sadia, do casal. Ou, se é você quem está experimentando o ciúme, não presuma que é o único no relacionamento que tem dificuldades. Todos nós somos anjos caídos. Mas também podemos nos ajudar, nos erguer e seguir juntos pelo caminho.

Vá mais além de estar certo

Não se sinta obrigado a estar certo o tempo todo. "Estar certo" é um dos problemas mais comuns nos relacionamentos. Isso faz com que os dois fiquem aprisionados nos papéis de promotor e réu, ou fazendo o papel de juiz. Ambos saem perdendo, pois discutir sobre quem está certo o leva a atacar seu parceiro, defender-se com afirmações falsas, queixar-se de coisas irrelevantes e trazer à tona mal-entendidos passados. Estar certo é a estratégia errada, mesmo que você esteja certo, porque sabota o objetivo positivo de desenvolver seu relacionamento. Relações sólidas são construídas com base em recompensas mútuas, compreensão, empatia, compaixão e diversão. Estar mais próximos, ser compassivos e vulneráveis – é assim que seu relacionamento pode florescer. Estar certo é diferente de abrir espaço para a fragilidade e a falha humana.

Foque no que é mais importante

Outra coisa para ter em mente antes de você e seu parceiro começarem a trabalhar o ciúme é que é importante determinar sobre o que vale a pena discutir e no que focar. Não entre em discussões com a ideia de que é preciso trazer à tona cada uma das decepções ou frustrações que já experimentou. Os psicólogos chamam isso de "lista de danos", e ela os leva a continuarem com os ataques sobre as coisas mais triviais. Muitos de nós procuramos sinais de que estamos sendo tratados de forma injusta ou focamos em depreciação e insultos que podem ser involuntários ou inexistentes. Pergunte-se se você tende a trazer à tona uma longa lista de queixas. Isso levará a quê? A mais discussões. Procure focar apenas nas coisas mais importantes. Elimine a lista de danos. Veja o amplo quarto da vida em que vocês dois estão vivendo.

Estabeleça seu objetivo para a discussão

Antes de ter qualquer discussão, sente-se e escreva seus pensamentos honestos sobre o que deseja obter com isso. Qual é o seu objetivo? Vejamos alguns exemplos e seus prováveis resultados.

O que eu quero	A que isso pode levar
"Quero expor todos os meus sentimentos"	Seu parceiro pode ficar defensivo, afastar-se ou contra-atacar
"Quero provar que estou certo"	O mesmo que acima
"Quero fazer meu parceiro se sentir tão mal quanto estou me sentindo"	O mesmo que acima
"Quero puni-lo para que ele não faça isso de novo"	O mesmo que acima
"Quero vencer a discussão"	O mesmo que acima
"Quero manter a superioridade moral"	O mesmo que acima
"Quero que ele confesse e se desculpe"	O mesmo que acima

Acho que você entende. Se seu objetivo é simplesmente desabafar, provar que está certo, vencer a discussão ou puni-lo, encontrará muita resistência. Quando estamos sofrendo, é natural tentar atingir objetivos como esses – mas eles só pioram a situação. Quando nos sentimos ameaçados, magoados e tratados de forma injusta, nossa primeira resposta é retaliar e expressar nossa raiva. Mas isso não irá colaborar com o objetivo de recuperar a confiança, o compromisso e a compaixão.

Pense em uma discussão em que os dois ganham e também os dois perdem. Nenhum recebe tudo o que deseja, mas ambos obtêm alguma coisa de valor. Você pode receber algumas coisas que deseja, mas perde algumas outras. O mesmo vale para seu parceiro. Em vez de se apegar à vitória, mire no objetivo de encontrar o equilíbrio que fará as coisas avançarem. Pense em alguns destes objetivos:

- Eu gostaria de reduzir a tensão entre nós
- Eu gostaria de desenvolver confiança
- Eu gostaria que meu parceiro me respeitasse
- Eu gostaria de me sentir amado
- Eu gostaria de amar meu parceiro
- Eu gostaria que nos entendêssemos

Antes de começar discussões difíceis, tenha clareza sobre como deseja que as coisas avancem. Você pode pensar "Tenho que dizer como ela é má por fazer eu me sentir assim" ou "Tenho que botar para fora todos os meus sentimentos". Desabafar, atacar ou querer vencer pode acabar aumentando as discussões e se transformando em derrota para os dois. As perguntas que realmente irão ajudá-los são: "Como eu quero que isso prossiga?" e "Que resultados estou buscando?". Então vamos pensar em uma estratégia melhor. Vamos começar *ouvindo*.

INICIANDO A DISCUSSÃO

Tente se afastar de seu desejo de vencer a discussão, pense, em vez disso, no que é mais importante em seu relacionamento: estar certo ou serem mais felizes juntos? Sua discussão sobre ciúme obviamente envolverá fatos, lógica e justiça, mas também implicará vocês dois serem ouvidos, respeitados e valorizados. Cada pessoa entra no relacionamento com uma história passada: por exemplo, um de vocês pode ter uma história de traição ou de não se comprometer inteiramente. Vocês dois têm seus próprios pressupostos e podem se sentir no direito de ter certos comportamentos ou acham que devem ser tratados de determinada maneira. No entanto, sua discussão não é um julgamento; não é um debate. Lembre-se de que não há vencedores nem perdedores aqui. Não é "Eu estou certo, você está errado", porque transformar a discussão em uma competição só garantirá que os dois fiquem infelizes. A discussão precisa focar na compreensão, no respeito e na colaboração mútuos. É sobre ouvir e compartilhar, não sobre dominar e controlar. É uma tentativa de aproximação, revelando algumas vulnerabilidades que os dois possam ter. Não é "Eu ganho, ele perde"; em vez disso, é "Eu ouvi, ela ouviu". Então comece tentando entender o ponto de vista de seu parceiro considerando seus pensamentos, sentimentos e vulnerabilidades.

Considere o ponto de vista de seu parceiro

Este é um exercício simples para vocês dois fazerem. Escreva como acha que seu parceiro vê os problemas em seu relacionamento. O que acha que ele diria a respeito? Descobri que dar esse primeiro passo antes de começar a descarregar sua raiva e sua ansiedade pode abrir seus olhos para duas possibilidades. Em primeiro lugar, você não tem ideia de como seu parceiro vê as coisas. Em segundo lugar, quando você começa a pensar sobre isso, percebe que ele está vendo as coisas de uma forma muito diferente da sua.

Mostre a seu parceiro que você está ouvindo

A seguir, deixe de lado a ideia de ganhar a discussão para temporariamente se unir a seu parceiro e ficar ao lado dele. Isso pode envolver recapitular o que você o ouviu dizer para que ele perceba que você pelo menos o escuta.

Deixe seu parceiro saber que você entende

Então tente encontrar alguma verdade no que ele está dizendo, como "Posso entender que você se sinta enciumada quando estou perto de mulheres que flertam comigo" ou "Posso entender que meu ciúme a faz sentir que está sendo atacada injustamente".

Por que é importante entender e demonstrar respeito pelo ponto de vista da outra pessoa? Por que é importante abrir mão de *tentar vencer* e, em vez disso, *tentar entender*? Em alguns aspectos, isso é muito simples. O ciúme diz respeito a ameaças ao apego – ameaças ao seu vínculo –; então, quando vocês o discutem, tenham em mente que podem fortalecer o vínculo ajudando um ao outro a se sentir ouvido. Sentir ciúme é como gritar e não ser ouvido. Portanto, quando vocês fortalecem o vínculo melhorando a compreensão mútua e constroem compaixão validando e respeitando, se sentem mais seguros e menos propensos ao ciúme. Se você quer ser ouvido, precisa ouvir a outra pessoa. Para que sejamos ouvidos, primeiro precisamos ouvir.

A questão principal é criar um *espaço seguro para compartilhar sentimentos*. O ciúme reflete o temor de que você não esteja seguro. Imagine que você e seu parceiro estão em uma caverna escura onde há diferentes passagens, mas nenhum dos dois sabe qual é o caminho para a saída. Está escuro, e vocês dois estão sozinhos. Estão segurando uma vela que tremula na escuridão, e é importante mantê-la acesa porque sem ela não há como sair. Vocês seguram essa vela juntos para encontrar o caminho. Imagine que essa vela seja seu ciúme e que os dois podem caminhar juntos, segurando-a, procurando mais luz através de uma dessas passagens. É a vela de vocês, é o que estão compartilhando, e vocês precisam confiar um no outro para encontrar o caminho. Pense em suas discussões como a luz da vela.

Considere suas próprias crenças sobre o ciúme

Examine suas crenças e pressupostos que podem resultar em comportamento problemático ou provocativo. Os pressupostos e livros de regras, que abordei no Capítulo 4, podem atrapalhar uma discussão produtiva na qual seria possível vocês trabalharem o relacionamento, encontrando, simultaneamente, espaço para o ciúme. Eles incluem: "Os homens são diferentes das mulheres", "Ninguém pode me dizer o que fazer", "Eu não deveria ter que lidar com isso" ou "Isso nunca irá mudar".

Você também pode examinar algumas crenças anticiúme que servem como julgamentos de seu parceiro. Elas incluem crenças como: "Meu parceiro não deveria ser ciumento", "Só pessoas que são inseguras sentem ciúme" e "Ela deveria confiar em mim". Pergunte-se se essas crenças estão ajudando no relacionamento. Provavelmente não.

Geralmente tendemos a nos ver como bem-intencionados, boas pessoas, cujo comportamento nunca deve ser questionado. E você pode ser bem-intencionado. Mas a ideia de que seu parceiro "deveria confiar em mim" soa como se você tivesse o direito a isso. Muitos de nós acreditamos ter o *direito* de que as coisas sejam do nosso jeito, ao mesmo tempo negando problemas para os quais ambos os parceiros contribuem. Considere crenças mais equilibradas e realistas que podem permitir que você aceite os sentimentos de ciúme de seu parceiro, ao mesmo tempo ajudando-o a lidar de forma mais eficaz com a dificuldade que ele está enfrentando. É preciso duas pessoas para lidar com o ciúme. Estas crenças úteis incluem:

- O ciúme é um problema em inúmeros relacionamentos.
- Nós dois podemos aceitar que o ciúme é uma emoção normal para as pessoas e que ambos podemos ter compaixão um pelo outro, mesmo quando houver ciúme.
- Os relacionamentos requerem compromisso e equilíbrio – ninguém recebe tudo exatamente da maneira que deseja.
- A forma como nós dois nos comunicamos sobre o ciúme irá nos ajudar a lidar melhor com ele.

REGRAS BÁSICAS PARA A DISCUSSÃO

Pense sobre a discussão como um *período de conferência* e limite sua duração. Ao falar sobre o ciúme, é importante encontrar um período de tempo neutro em que nenhum de vocês fique particularmente incomodado. Por exemplo, você pode começar dizendo: "Vamos sentar por não mais de 20 minutos para começar nossa discussão sobre como podemos lidar com o ciúme em nosso relacionamento. Vamos tentar focar em entender como cada um de nós se sente".

Assuma seu papel no problema

Não pense na discussão como uma oportunidade de acusar seu parceiro e julgá-lo. Compartilhando algum papel no problema, isso se torna: "Esse é nosso problema, não seu problema", possibilitando que ambos trabalhem em conjunto. Você pode dizer: "Sei que eu contribuo para o problema, portanto quero nos ajudar a encontrar algumas soluções". Pense nisso como uma solução de problema mútua a fim de conversar sobre como ambos podem desenvolver mais confiança e o que você pode fazer para isso.

Apresente o ciúme como um problema a ser *resolvido* e um problema a ser *compartilhado*. Por exemplo, se você é aquele que está experimentando ciúme, poderá começar dizendo: "Sei que o meu ciúme deve incomodá-lo quase tanto quanto me incomoda. Sei que ele faz parte do nosso problema. Então eu gostaria de entender mais sobre como você vivencia isso e de lhe contar mais sobre como eu vivencio". Se você for o alvo do ciúme, poderá dizer: "Sei que pode haver algumas coisas que eu digo ou faço, mesmo que não sejam intencionais da minha parte, que o incomodam. Então eu gostaria de ouvir sobre como se sente a respeito disso e que soubesse mais sobre como eu me sinto. Mas posso ver que isso é difícil para nós dois".

Minha observação é que em geral são necessárias duas pessoas para que haja um problema de ciúme. Algumas vezes podemos fazer coisas que achamos que são inocentes, até mesmo bem-intencionadas, mas que despertam ciúme em nosso parceiro. Por exemplo, você pode tomar café com um ex-namorado ou enviar saudações nas mídias sociais para alguém com quem já esteve envolvido. Sua intenção era ser simpático, mas não pensou em como seu parceiro interpretaria isso. Então você responde com incredulidade: "O que há de errado com você? Eu não estava fazendo nada!". Ou algumas vezes seu parceiro pode responder ao seu ciúme com raiva e escárnio, o que só piora o problema. Ao aceitar que *esse é nosso problema porque esse é nosso relacionamento*, vocês podem trabalhar para se respeitarem e escutarem mais. É necessário dois para resolver *nosso* problema.

Evitem rotular um ao outro

Qualquer discussão envolvendo rotular a outra pessoa como neurótica, egoísta, insegura ou narcisista provavelmente não acabará bem. Evite esses termos pejorativos e generalizações. Em vez disso, você pode dizer: "Vamos primeiro tentar entender como cada um de nós vivencia isso". Quando rotulamos as pessoas, elas se sentem humilhadas e marginalizadas – o que torna improvável que considerem alguma mudança. Depois de rotuladas, elas irão contra-atacar ou se afastar. Solucionar o problema de ciúme implica a aproximação de vocês, e não acusar uma pessoa. Ninguém se torna mais próximo sendo rotulado de "inseguro" ou "neurótico".

Deem um ao outro tempo para falar – sem interrupções

Vocês não irão querer que um dos dois fique falando para as paredes e repreendendo o outro por não prestar atenção. Então combinem de dar, a cada um, cinco minutos para expressar pensamentos e sentimentos. Enquanto seu parceiro tem seus cinco minutos de fala, sua tarefa é anotar os pontos principais – independentemente de concordar ou não com eles. Por exemplo, digamos que sua parceira fale: "Eu me sinto muito ansiosa quando você está perto de outras mulheres que acho que considera atraentes. Acho que você gosta da companhia delas e que gosta de flertar com elas". Independentemente de concordar ou não, escreva o que você ouve. Ao fim dos cinco minutos, pode dizer (entre outras coisas): "Deixe-me ver se entendi seu ponto de vista. Parece que você se sente desconfortável quando estou perto de outras mulheres e acha que eu gosto de flertar com elas. Estou entendendo seu ponto de vista até aqui?". Isso possibilita que ambos expressem sua visão sem serem criticados e sem discutir. Isso permite que sejam ouvidos. Ouvir o que seu parceiro diz não significa que você concorda com o que ele está dizendo. Significa apenas que você recebeu a informação, o que fortalece o vínculo. A vela brilha mais.

Demonstre alguma compaixão por seu parceiro

Vocês dois estão reservando algum tempo para compartilhar sentimentos penosos e difíceis, portanto seria uma boa ideia dar um passo atrás, demonstrar alguma compaixão e bondade em relação a seu parceiro e expressar reconhecimento por ele falar e ouvir. Mesmo que você esteja ansioso e com raiva, permitir que a compaixão entre na sala pode ajudar vocês a se acalmarem.[47] Afinal de contas, estão tendo essa discussão porque querem que as coisas melhorem. Você pode demonstrar compaixão dizendo: "Reconheço seus esforços para conversar comigo sobre isso porque sei que é um assunto que nos causa alguma dificuldade. Posso ver que, algumas vezes, isso é difícil para você e quero verdadeiramente que se sinta melhor porque me importo com você. Sei que todo esse problema é muito difícil, então quero trazer um pouco de paz e confiança ao nosso relacionamento". Quando você expressa e experimenta compaixão, existe aconchego na sala. É um sentimento de maior segurança.

Identifique o que você quer que seu parceiro faça

Depois que vocês já deram um ao outro tempo suficiente para falar e ser ouvidos, pense no que gostaria que seu parceiro fizesse de forma diferente. Por exemplo, você pedirá a ele que nunca converse com outras mulheres ou homens? Isso seria realista? Há alguma mudança no comportamento que você está procurando? Você pode ter alguma dificuldade para especificar isso, mas é importante que o faça porque, embora possa estar com raiva de seu parceiro, combinar mudanças, mesmo que pequenas, faz as coisas avançarem e gera mais confiança.

Identifique pontos em que vocês concordam

Muitas discussões parecem focar nos pontos de discordância. Entretanto, enquanto discutem o ciúme, vocês podem ampliar a discussão para algumas das coisas boas em seu relacionamento. Pensem no quarto do relacionamento de que falamos no capítulo anterior. Pense sobre todas as coisas boas que vocês compartilharam. A conversa sobre o que vocês concordam pode começar pela discussão de algumas das coisas boas no relacionamento. Por exemplo, Dave tinha muitos sentimentos de ciúme de Laura com seus colegas homens. Então ele seguiu minha sugestão e falou sobre as coisas que valorizava nela:

> "Sei que você é uma mãe incrível para nossos filhos. Você realmente é interessada no trabalho escolar deles, esforça-se muito para ouvi-los e conversa com eles quando têm problemas. Percebo que os ama muito e que eles a amam. Também vejo o quanto seu trabalho é árduo no escritório. Você tem de equilibrar muitas coisas enquanto trabalha no escritório e procura ser uma boa mãe."

Então, Dave continuou a falar sobre coisas em que concordavam.

> "Concordo com você que, às vezes, eu tenho muitos sentimentos de ciúme e que posso criar dificuldades com minhas perguntas e ansiedade. Acho que concordamos que isso se tornou um problema para nós dois e que ambos gostaríamos de ter menos discussões. Também sei que algumas vezes fui injusto com você."

Laura conseguiu falar sobre o que valorizava em Dave.

> "Sei que você também está ajudando muito com as crianças e que trabalha duro também. Sei que as ama e que me ama. E reconheço quando às vezes assume mais responsabilidades quando tenho viagens de negócios, o que pode ser uma carga para você."

Então, Laura identificou coisas com as quais eles concordavam.

> "Concordo com você que o ciúme se tornou um problema para nós dois e percebo que isso o consome. Você parece muito ansioso, raivoso e um pouco perdido com seu ciúme. Sei que isso se coloca entre nós. Concordo que é algo em que precisamos trabalhar. E, para ser honesta, sei que há vezes em que posso fazer coisas que o deixam desconfortável. Como na festa do escritório, quando Ted colocou o braço à minha volta e eu não me afastei, mesmo sabendo que isso o deixaria irritado. Então reconheço que pode haver algumas coisas que eu faço e que contribuem para isso. Concordo que não sou inteiramente inocente aqui."

COMO COMUNICAR SEU CIÚME A SEU PARCEIRO

Se for você quem sente ciúme, pode fazer seis coisas que ajudarão em sua discussão juntos. Use esta lista como um guia rápido para comunicar seus sentimentos:

1. Reconheça que você tem um problema com ciúme.
2. Valide que isso tem um efeito negativo em seu parceiro.
3. Demonstre compaixão com o parceiro acusado.
4. Peça orientação: "Quando estou sentindo ciúme, como devo lhe comunicar isso para que não se sinta acusado?".
5. Veja se seu parceiro pode validá-lo e confortá-lo.
6. Concorde que você pode sentir ciúme sem precisar tomar uma atitude.

SEJA HONESTO CONSIGO MESMO SOBRE SEU COMPORTAMENTO

Há vezes em que uma pessoa intencionalmente tenta fazer seu parceiro sentir ciúme. Isso pode servir a muitos propósitos. Estes são alguns. Instigar ciúme pode ser:

- uma forma de testar o parceiro
- um método para puni-lo por alguma coisa
- uma competição, se ele estiver flertando com alguém
- uma forma de cercar a aposta, flertando com outros para garantir uma alternativa caso o relacionamento atual termine
- um estímulo para a autoestima a fim de provar que ainda é atraente
- uma forma de provar que ninguém pode lhe dizer o que fazer

Você pode se perguntar: "Que coisas eu faço e que provocam ciúme em meu parceiro?". Então pergunte-se se vale a pena manter esse comportamento. Já falei antes, e digo mais uma vez: em geral são necessárias duas pessoas para ter um problema com ciúme.

PENSE SOBRE O QUE VOCÊ ESTARIA DISPOSTO A MUDAR

Quase sempre queremos que seja nosso parceiro que mude, mas as coisas provavelmente funcionarão muito melhor se também nos tornarmos agentes da mudança. Você pode pensar nisso antes de sentarem para ter sua discussão. Pode listar algumas coisas que antecipa que seu parceiro gostaria que você mudasse e pensar quais delas merecem algum esforço de sua parte. Então, quando tiverem suas discussões, poderá descobrir se previu corretamente, se de fato sabia o que seu parceiro queria que você fizesse.

Ouça as queixas de seu parceiro e pense nisso como um cardápio de mudança. Por exemplo, se sua parceira se queixa de que você está constantemente a interrogando, considere parar de fazer isso. Se seu parceiro se queixa de que você o acusa de coisas que ele não fez, considere abandonar o papel de acusador. E, se você for o alvo do ciúme, considere o que estaria disposto a mudar. Talvez você relute em ser honesto com seu parceiro ciumento porque teme ser criticado. Então oculta suas interações com outras pessoas, principalmente para evitar essa crítica. É claro que, quando esses encontros secretos forem descobertos, isso só irá piorar a situação. Se você quer construir confiança, precisa trabalhar a transparência e a honestidade, mesmo que lhe seja desagradável.

> Nick com frequência tomava drinques secretamente com outras mulheres. Carol, sua esposa, descobriu isso quando viu uma mensagem de texto no telefone dele. Ela então ficou desconfiada, imaginando o que mais ainda não sabia. Inicialmente, Nick tentou explicar que esses encontros eram inocentes, que estavam relacionados a negócios (o que, em alguns casos, não era verdade) e que tinha direito a um momento para relaxar porque ela estava tão absorvida no trabalho que raramente tinha tempo para ele.

> Nenhuma dessas respostas funcionou. Tudo o que elas fizeram foi cavar um buraco mais fundo para a desconfiança. Nick e eu conversamos sobre os prós e contras desses "flertes", e ele se deu conta de que os poucos minutos de massagem no ego que obtinha da companhia dessas mulheres não se comparavam ao quanto ele valorizava seu relacionamento com Carol. Sim, ele até podia ter algumas razões para se queixar dela por estar muito absorvida no trabalho. Podíamos trabalhar nisso como um problema separado, mas primeiro precisávamos pensar em como reconstruir a confiança. Quando finalmente percebeu que recuperar a confiança exigiria algum esforço, ele decidiu concordar com Carol quanto a algumas normas gerais. Ele disse para ela:

>> "OK, posso entender por que você se incomodou por eu tomar uns drinques com ela, então isto é o que eu gostaria de propor. Se eu tiver planos de me encontrar com uma associada para tomar um drinque ou jantar, vou lhe avisar antes para que você não ache que estou escondendo alguma coisa."

> Como Nick realmente tinha razões legítimas para se encontrar com homens e mulheres devido ao trabalho, ele precisava considerar o quanto seria honesto com Carol. Ele também se deu conta de que dizer a verdade a ela poderia levar a algumas discussões, e parte dele queria evitar o conflito. Ele se sentiu tentado a conti-

nuar buscando formas de manter esses encontros secretos. Mas então percebeu que tentar compartimentar sua vida com encontros secretos, ao mesmo tempo procurando construir confiança com Carol, não iria funcionar. Eu disse: "Sei que muitas pessoas acham que podem fazer malabarismos com vários relacionamentos e mantê-los separados. Também entendo que flertar com algumas dessas mulheres pode ser excitante para você. Mas tenho visto em meu trabalho que manter a vida simples é a forma menos estressante de viver. Pergunte-se: 'Como Carol se sentiria se soubesse que isso está acontecendo?' Se a resposta for que ela ficaria incomodada, então você precisa questionar se isso vale a pena para você ou não".

VERIFICANDO O QUE É LIBERDADE PARA VOCÊ

A maioria de nós não gosta que nos seja dito o que fazer. Achamos que os outros devem confiar em nós e nos respeitar da forma como somos. Mas se quisermos ver outras pessoas como parte de nossas condições, então, devemos ser capazes de fazer isso. Essa ideia de liberdade total pode funcionar se você não estiver em um relacionamento, se estiver simplesmente saindo com alguém, tendo encontros casuais e sem compromisso. Você precisa decidir qual será a natureza de seu relacionamento. Vai desenvolver um compromisso ou vai simplesmente fazer o que tiver vontade? Você precisa estar consciente dessa escolha. Se estiver em um relacionamento no qual os dois firmaram um compromisso, então precisa se perguntar do que está disposto a abrir mão para mantê-lo.

Os casais diferem em relação às liberdades que estão dispostos a aceitar. Não há regras rigorosas ou claramente definidas. A concordância quanto ao nível de liberdade envolve uma discussão aberta sobre o que você está disposto a mudar e o que está disposto a aceitar. Isso não significa que seu parceiro tenha que concordar com todas as suas exigências. Mas pode haver concessões razoáveis que os dois possam combinar. Conheço um casal que está junto há muitos anos. A esposa gosta de sair para dançar, e o marido não tem interesse em acompanhá-la. Ele confia nela e não se preocupa com o fato de ela dançar com outros homens. Eles fazem isso há muitos anos sem ninguém ter casos ou conflitos. A maioria dos casais teria muita dificuldade com isso. Como mencionei, não existem regras rígidas.

Pense em liberdade desta maneira: se você é livre para ter relacionamentos pouco profundos, superficiais, então o que irá experimentar é uma vida pouco profunda, superficial. Se é capaz de desenvolver um compromisso duradouro e construir confiança, será livre para experimentar profundidade, compromisso, história compartilhada e um futuro com o qual os dois podem contar. O que é liberdade para você está relacionado aos objetivos que valoriza. Se valoriza a liberdade de ter relacionamentos casuais, então atingirá o objetivo de relacionamentos superficiais e temporários. Se seu objetivo é ter um compromisso profundo e duradouro, então a liberdade acarreta responsabilidades em seu relacionamento. A liberdade para atingir confiança e comprometimento envolve a responsabilidade de desenvolvê-los. Nenhum deles simplesmente acontece.

Certo dia, Nick entrou em meu consultório, sentou-se no sofá e começou a chorar intensamente. "Eu não quero perder minha esposa e meu filho. Não posso acreditar que sou tão estúpido." Ele estava se sentindo devastado porque sua esposa havia descoberto que ele trocava mensagens de texto com uma mulher, flertando com ela. Ele percebeu que seu casamento estava em jogo e que, para ter a liberdade de ter um relacionamento de confiança com Carol, viver com ela e o filho em paz, teria que reexaminar outras liberdades. Isso incluía a liberdade de sair com outras mulheres para drinques e flertes secretos. O que acontece é que *a liberdade não é livre*.

Algumas pessoas acham que devem poder fazer o que quiser e que seu parceiro deve aceitar. A consequência é uma série de relacionamentos rompidos nos quais a confiança foi abalada. Isso leva ao relacionamento seguinte, no qual a confiança será abalada novamente. Ron White é um comediante um tanto vulgar que lembra uma experiência de sua vida: "A grande coisa sobre não trair é que você nunca é pego".[48] Simplicidade com frequência é o segredo para uma vida significativa.

Relacionamentos requerem decisões. Vocês dois precisam refletir sobre os compromissos que estão dispostos a aceitar. Como muitas coisas na vida, não se consegue nada sem dar algo em troca. Se você é aquele que está sentindo ciúme, pode fazer uma lista dos comportamentos que o desencadeiam e colocá-los em ordem: o que você não pode absolutamente aceitar, o que poderia aceitar com algum desconforto e o que poderia aceitar com mais facilidade.

Sendo alvo do ciúme, você pode ter de examinar suas crenças sobre o que significa compromisso. Para cada comportamento que está tendo dificuldade em aceitar ou mudar, escreva as razões para sua crença. Pense em seu relacionamento como algo que você valoriza, algo que requer flexibilidade e em que está disposto a investir.

FORMAS DE RESPONDER A SEU PARCEIRO CIUMENTO

O problema não é apenas o ciúme, mas também a forma como vocês falam sobre ele. Quando você se sente acusado, é natural que se defenda, contra-ataque, proclame sua inocência ou se afaste mais. Ninguém gosta de ser acusado, interrogado ou ser alvo de desconfiança. Afinal de contas, você é apenas humano e acha que seu parceiro está sendo injusto – até mesmo hostil. No entanto, os sentimentos dele são genuínos, penosos e solitários. Essa pessoa é alguém que você ama, que o ama e teme perdê-lo.

Sua inocência não é realmente a questão aqui. É a dificuldade de seu parceiro de lidar com esses sentimentos intensos sobre alguém que ele ama e teme perder. Se seu parceiro é ciumento, você pode decidir abordar isso com compreensão, compaixão e respeito. A forma como você responde ao ciúme – como ambos respondem – irá determinar se irão se afastar ainda mais um do outro ou se, com muito trabalho e compaixão, irão se aproximar, serão mais confiantes e mais confiáveis.

Antes de você parar de se esforçar e desistir, considere unir-se a seu parceiro para ver se isso pode se transformar no ponto de virada para melhorar a escuta e ser ouvido, resolver os problemas juntos e compartilhar sentimentos compassivos. O que você tem a perder se tentar?

Reflita sobre isso desta maneira: seu parceiro está se sentindo oprimido por ansiedade, raiva e temores de que você esteja perdendo o interesse. Ele pode atacá-lo porque essa talvez seja a única maneira de agir que ele conhece no momento. Recue para observar e aceitar. Seu parceiro está com dificuldades. Estas são algumas sugestões que você pode seguir para tentar ficar ao lado dele:

- Reconheça que ele vai sentir ciúme por enquanto e aceite isso no momento.
- Demonstre interesse pelos sentimentos dele.
- Expresse compaixão de uma forma que lhe garanta que você se importa com a dificuldade que ele sente.
- Recapitule o que você ouve – não precisa concordar com ele para ouvir as coisas com atenção.
- Encontre alguns pontos de validade, como, por exemplo, que você compreende por que ele pode estar desconfiado.
- Assuma algum papel no problema.
- Lembre-se de que outras pessoas têm os mesmos sentimentos, de que isso é natural.
- Reconheça que essas emoções que seu parceiro tem no momento irão passar.
- Pense em todas as outras emoções e experiências positivas que vocês dois compartilham.
- Não tente convencer seu parceiro a mudar a forma como ele se sente – aceite--a como uma expressão de onde ele está no momento.
- Tranquilize-o de que você está ao seu lado, mesmo reconhecendo que ele está com raiva de você.

Alguns parceiros relutam em modificar seu comportamento porque podem honestamente não estar fazendo nada que envolva traição. Isso é compreensível. Contudo, os relacionamentos com frequência requerem que pensemos o que estaríamos dispostos a fazer para atender aos sentimentos e às necessidades de nossos parceiros.

CONTINUE TRABALHANDO NISSO

Não presuma que o ciúme irá embora. Ele não tem que ir. Tenha em mente o quarto do relacionamento, no qual há muitas memórias, pensamentos, sentimentos e experiências do passado, presente e futuro. Ele está em constante crescimento e mudança. Abra espaço para o ciúme para que você possa aceitar que esses sentimentos podem ir e vir. Também tenha em mente todas as outras partes do quarto do relacionamento.

Enquanto trabalham em conjunto, deixem de lado o ciúme por enquanto e foquem em planejar as coisas juntos. Às vezes, ficamos presos a um sentimento penoso como o ciúme e nos mantemos ruminando sobre ele. Mas vocês podem aceitar que o sentimento esteja ali e, mesmo assim, ainda podem fazer planos juntos.

> Dave e Laura estavam tão focados no ciúme de Dave que não faziam muitas coisas positivas juntos. Sugeri que, para desenvolver o vínculo no casamento, seria importante divertirem-se juntos. Dave percebeu que desejava construir o relacionamento, mesmo que sentisse ciúme, mas pensou: "Como posso fazer coisas com Laura se ela me magoou desse jeito?". Sugeri que ele aceitasse que tinha boas razões para sentir ciúme, mas havia muitos outros sentimentos que ele tinha pela esposa, como amor, desejo sexual e vontade de desfrutar de sua companhia. Só porque ela lhe deu boas razões para ter ciúme, não significa que ele precisava desistir do relacionamento. Sugeri que tentássemos a *ação oposta* – ou seja, em vez de expressar sua hostilidade e desconfiança, ele poderia tentar expressar seu amor e afeição. Isso foi difícil para Dave porque ele achava que tinha direito a ter seus sentimentos – e realmente tinha. Mas ele também tinha o direito de mudar seus sentimentos e tornar o relacionamento melhor. Então ele e a esposa planejaram jantares juntos, compras, prazer sexual, refeições em casa e assistir a programas de TV de que gostavam. À medida que o vínculo positivo se fortaleceu para os dois, a intensidade do ciúme diminuiu.

Mesmo que tenha sido magoado, mesmo que tenha boas razões para ter ciúme, isso não significa que você precisa desistir. Você pode continuar melhorando as coisas mesmo depois que elas ficaram piores. Podemos chamar isso de progresso.

O ciúme não precisa ser o fim de seu relacionamento. Se vocês dois o usarem como uma oportunidade para ouvir, comunicar, apoiar, aceitar e demonstrar compaixão um pelo outro, seu relacionamento pode se voltar para uma nova direção. É possível construir maior confiança, compreensão e compromisso. Em vez de afastá-los, compreender o ciúme pode ajudá-los a curar a agonia e o medo que os guiou na direção errada. O ciúme faz parte do ser humano, faz parte da intimidade e é uma afirmação de que você valoriza compromisso e honestidade. Se vocês conseguirem carregar a vela juntos, transformar o medo em compaixão, o vínculo poderá ficar mais forte. Será necessário muito trabalho. Não será fácil. Mas, se trabalharem juntos, a bagagem não será tão pesada, e a chama da vela irá queimar, aquecer e brilhar.

11

Deixando o passado no passado para superar o ciúme retrospectivo

Josh está ansioso porque vai a uma festa em que sabe que estará Emmon, o ex-namorado de Molly. Isso o deixa preocupado e com raiva, e ele não sabe como lidará com a situação. Tudo em que consegue pensar é que Molly transava com Emmon, o que o deixa louco de ciúme. Ele sabe que Molly rompeu com Emmon porque ela o achava muito controlador e crítico. Ela diz a Josh que não tem nenhum desejo de retomar o relacionamento com Emmon. Mas isso não é suficiente para Josh. "Se eu o vir, sei que vou querer lhe dar um soco na cara." Ele sabe que essa não é a coisa certa a fazer e que tudo já está acabado entre Molly e Emmon há seis meses, mas os sentimentos são muito intensos para Josh nesse momento.

É difícil imaginar algum de nós sem um passado repleto de romance, sensualidade e apego a alguma outra pessoa. Não estamos vivendo em um mundo de virgens vestais e castidade universal. Porém, muitas pessoas são atormentadas por pensamentos e imagens de relacionamentos anteriores de seus parceiros atuais. Pensam nesse antigo parceiro e ficam perturbadas com a ideia de que seu parceiro teve intimidade sexual ou foi apaixonado por essa pessoa.

Se você tem essa experiência, é possível que se compare com essa outra pessoa, com quem nunca se encontrou. Pensa coisas como: "Fico me perguntando o quanto ele gostava de transar com ela", "Ele provavelmente a amava mais do que me ama", "Ele deve estar pensando nela e me comparando com ela". Nessa comparação, você pode pensar que seu parceiro ainda ama essa pessoa, quer estar com ela ou fantasia com ela.

Neste capítulo, vamos examinar como ficar aprisionado ao ciúme por relacionamentos passados pode sequestrá-lo e impedir que você desfrute o momento presente. Veremos exemplos desse ciúme retrospectivo, como ele está associado ao perfeccionismo e a ilusões sobre pureza, e como você pode usar inúmeras técnicas poderosas para viver no presente enquanto aceita que o passado está em segundo plano. Você não precisa ser *o único* que já existiu para seu parceiro para que seja o verdadeiro no momento presente. Examine as afirmações a seguir e veja se algumas delas servem para você:

- Frequentemente penso no fato de que meu parceiro atual teve um amor no passado.
- Quando penso nisso, me sinto desconfortável – ansioso e preocupado.
- Será que meu parceiro atual tinha um relacionamento melhor com seu parceiro anterior?
- Quero ser a única pessoa de quem meu parceiro já gostou e por quem se apaixonou.

Se alguma dessas afirmações lhe soa verdadeira, você vai perceber que foi capturado pelo ciúme retrospectivo. Mesmo que seu relacionamento atual esteja indo bem, você pode ficar remoendo os relacionamentos passados de seu parceiro, comparando-se com eles, sentindo-se ansioso e com raiva. Neste capítulo, examinaremos como a ruminação, a ansiedade e a raiva podem fazer sentido para sua mente ciumenta. Examinaremos várias técnicas que você pode usar para reverter esse aprisionamento ao passado. Afinal de contas, para desfrutar o momento presente, é preciso deixar o passado para trás.

"QUERO SER O ÚNICO"

Pode parecer natural acreditar que seu parceiro poderia desejar apenas você ou achar que ele só poderia encontrar um sexo bom com você. Parte do ideal romântico é que somos especiais e *exclusivamente* especiais para nossos parceiros. Acreditamos, às vezes, que eles não deveriam achar mais ninguém atraente enquanto estamos com eles e, no caso do ciúme retrospectivo, podemos ter a crença de que ninguém foi atraente para eles no passado. Esse é o *perfeccionismo romântico*, em que existe algo de único em nosso relacionamento atual que requer, em nossa mente, que todos os relacionamentos passados jamais tenham existido. Ficamos obcecados pela pureza, como se nossos parceiros atuais tivessem sido maculados por seu comportamento passado. Porém, manter esse pressuposto só nos deixará infelizes. Vamos examinar essa lógica fazendo uma série de perguntas:

- Por que seu parceiro não deveria ter feito sexo prazeroso com outra pessoa no passado?
- É porque você espera que ele só possa se sentir atraído por você?
- Você acha que é a única pessoa que poderia excitá-lo? Por quê?
- Por que você deveria ser a única pessoa atraente no mundo?
- Seu parceiro é a única pessoa que você já achou atraente e com quem gostou de fazer sexo?
- Isso significa que não se pode confiar em você? Isso parece realista?
- Não faz sentido que pessoas que já foram sexualmente ativas tenham gostado de transar com outra pessoa?
- Afinal, você provavelmente já gostou de transar com outra pessoa. Isso significa que seu parceiro também deveria se sentir ameaçado?

É quase como se você achasse que deveria ser a única pessoa no mundo inteiro que seu parceiro poderia desejar. Imagine se isso fosse verdade. Entre os 6 bilhões de pessoas no mundo, ele só conseguiria ter satisfação com você. É quase como se seu parceiro atual tivesse vivido 20 ou 30 anos sem que ninguém o atraísse – até que você apareceu, e tudo mudou.

Isso é o que chamo de *perfeccionismo do desejo*, que é a ideia de que seu parceiro desde sempre só deveria ter tido desejo por você e mais ninguém. Frequentemente usamos o perfeccionismo do desejo quando pensamos nas experiências passadas de um parceiro e nas fantasias ou desejos potenciais que ele tem hoje. Isso está baseado na *ilusão da pureza*, a ideia de que o verdadeiro amor requer pureza e celibato. Trata-se de uma ilusão porque os adultos no mundo de hoje estão libertos das restrições dos tabus religiosos e culturais que com frequência costumavam punir, até mesmo matar, as mulheres. Estamos vivendo no século XXI, afinal de contas.

NOVAS FORMAS DE VER SEU CIÚME

Vamos examinar melhor essa lógica. Digamos que você e seu futuro parceiro têm ambos 30 anos. Vocês estão apenas se encontrando. Seu novo conhecido lhe diz: "Tenho 30 anos e nunca me senti atraído por ninguém no mundo. Já tive encontros com vários homens (ou mulheres), e ninguém me atraiu. Mas acabei de perceber que estou me sentindo atraído por você".

O que você acharia? Primeiramente, poderia pensar que essa pessoa está mentindo sobre o passado. Ou poderia pensar que há alguma coisa assustadoramente errada com ela caso nunca tenha se sentido atraída ou excitada por ninguém. Você poderia se perguntar: ela está severamente deprimida? Está insegura quanto a sua orientação sexual? Tem alguma condição médica? E, caso alguma dessas condições justificasse a falta de desejo sexual prévio, o que você poderia prever quanto ao futuro? Esse desejo por você seria confiável? Isso começa a parecer irrealista. Mas pode ser exatamente como você pensa, com suas ilusões de pureza e perfeccionismo do desejo.

Volte a atenção para você mesmo

Vamos ver sua própria experiência. Houve pessoas que você desejou e com quem encontrou satisfação sexual antes de ter conhecido seu parceiro atual? Deveria se sentir culpado por isso? Talvez isso simplesmente signifique que tivemos experiências passadas sadias e normais com outras pessoas. Então seu parceiro atual deveria desconfiar de você?

No fim das contas, pense no passado e nas experiências de que desfrutou. Foram divertidas? Pergunte-se se isso significa que você não pode amar e se comprometer com seu parceiro atual. Talvez o prazer com parceiros no passado signifique que você não consegue se controlar agora. Você está constantemente procurando parceiros do passado e transando com eles? Por que não? Talvez porque o passado *é passado* para você.

> Josh já teve muitas namoradas, mas está preocupado com o ex-namorado de Molly que estará na festa. Quando lhe pergunto se ela deveria ficar preocupada com os relacionamentos passados dele, Josh fica defensivo: "Por que ela deveria ficar preocupada? Eu a amo! Aqueles relacionamentos acabaram". Pergunto se isso também poderia valer para Molly. Seus relacionamentos passados são apenas isso – estão no passado, acabaram. Josh faz uma pausa por um momento e diz relutante: "Acho que você tem razão. Ela tem tanto para se preocupar quanto eu tenho".

Afinal, a maioria dos relacionamentos acaba geralmente porque uma pessoa, ou ambas, acha que não vale mais a pena. Quando seus relacionamentos passados acabaram, eles abriram a possibilidade para seu relacionamento atual.

AS REGRAS OCULTAS DO CIÚME RETROSPECTIVO

Embora não seja raro termos algum ciúme de relacionamentos passados de nosso parceiro, algumas pessoas ficam muito confusas e são sequestradas pelo passado. Quando exploramos o pensamento por trás desse ciúme retrospectivo, encontramos inúmeros livros de regras para o relacionamento que o amplificam. Considere a possibilidade de que não seja o passado, mas suas regras que o estão perturbando. Estes são alguns exemplos desses livros de regras:

- Eu deveria ser a única pessoa que meu parceiro já desejou.
- Se meu parceiro desfrutou de sexo com outra pessoa, ele deveria voltar para essa pessoa.
- Se ela desfrutou de sexo com outra pessoa, então ela vai me deixar por outra pessoa.
- É perigoso para meu relacionamento atual meu parceiro ter boas memórias de um parceiro do passado.

Imagine que você acredita em uma ou mais dessas regras do ciúme retrospectivo. O que acontecerá? Você se sentirá frustrado, até mesmo derrotado, por um cenário impossível. Irá se preocupar continuamente com a possibilidade de seu parceiro deixá-lo por alguém do passado ou por outra pessoa no futuro. Como você se sente ameaçado pelo passado, acabará testando seu parceiro, interrogando-o, tentando limitar seu comportamento. Como o passado nunca irá desaparecer, ficará preso a algo que nunca poderá mudar.

UMA LENTE EVOLUCIONÁRIA

Uma forma diferente de olhar para os desejos e relacionamentos passados é vê-los segundo uma perspectiva evolucionária. O desejo evoluiu porque foi adaptativo para a espécie. Ter desejo por muitas outras pessoas é adaptativo porque permitiu que nossos ancestrais procriassem. Se o alvo do desejo fosse limitado a uma pessoa por pessoa, e uma pessoa desejável nunca surgisse, então não haveria procriação. No contexto da evolução, é um absurdo pensar que você seria a única pessoa que seu parceiro poderia desejar ou com quem poderia sentir satisfação.

Você pode achar que o desejo passado – ou atual – de seu parceiro inevitavelmente levará à ação. Josh me perguntou: "Se Molly desejasse Emmon, o que a impediria de voltar para ele ou de se envolver com outra pessoa?". Fiz a observação de que o desejo, a memória e até mesmo a vida de fantasia de Molly eram perigosos para ele. Josh acreditava que ela seria dominada pelo desejo e não seria capaz de se controlar. Isso é como a *fusão pensamento-ação* que descrevemos anteriormente: "Se Molly tiver um desejo, então ela vai se comportar de acordo com ele". Sugeri que testássemos isso com ele mesmo.

Bob: Com que frequência você vê mulheres por quem se sente atraído?
Josh: (*Sorrindo*) Todos os dias.
Bob: Desde que você se envolveu com Molly, quantas vezes escolheu ser infiel?
Josh: Nunca.
Bob: Isso não sugere que frequentemente há uma desconexão entre ter um desejo ou uma fantasia e agir de acordo com ela?

Josh: Sim.
Bob: Então por que você não agiu de acordo com suas fantasias e desejos?
Josh: Eu até posso ver que outra mulher é atraente e fantasiar com ela, mas na verdade eu amo Molly. Agir segundo esses pensamentos estragaria as coisas. Não quero tornar minha vida mais complicada. Simplesmente não vale a pena.
Bob: É possível que esse processo de reflexão e escolha também seja verdadeiro para Molly? Mesmo que ela possa recordar do sexo com Emmon, mesmo que tenha atração sexual, ela pode decidir que simplesmente não vale a pena. É possível que haja uma grande diferença entre ter um pensamento ou sentimento e fazer a escolha de se engajar em um comportamento? Não é isso que você faz todos os dias?

Nathan é um homem casado e feliz. Ele se preocupava com seu casamento – e consigo mesmo – porque notava que se sentia atraído por mulheres jovens em uma cafeteria. Era final de primavera, portanto muitas mulheres estavam vestindo roupas provocativas. Ele achou isso *sexy*, mas depois se preocupou: "Deve haver algo de errado com meu casamento já que eu acho essas mulheres atraentes". Perguntei o que ele temia que pudesse acontecer.

Nathan: Estou preocupado com a possibilidade de perder o controle e começar a ter um caso com alguma delas.
Bob: Por que você ainda não teve? Vamos examinar isso passo a passo: você vê uma mulher atraente, começa a conversar com ela, descobre que os dois se dão muito bem, começa a se encontrar com ela secretamente, esconde isso de sua esposa, tem dois telefones – um para o trabalho e outro para sua nova amante –, encontra-se com sua nova amante em um quarto de hotel, isso continua por meses...
Nathan: Eu jamais faria isso!
Bob: Por que não? Você não me disse que deseja algumas dessas mulheres?
Nathan: (*Com ainda mais intensidade*) Eu nunca iria querer complicar a minha vida assim. Jamais magoaria minha esposa e meus filhos.

Sugeri que isso ilustra claramente como podemos ter fantasias e desejos e, então, fazer escolhas que vão contra eles porque outra coisa é mais importante – nesse caso, um casamento.

ESTABELECENDO DIRETRIZES REALISTAS

Agora que já examinamos essas regras dos relacionamentos, vamos reescrever algumas diretrizes mais realistas e viáveis que não destruam seu relacionamento atual. Estas são algumas sugestões:

- Eu não devo ser a única pessoa que meu parceiro já desejou.
- Se meu parceiro desfrutou de sexo com outra pessoa, isso não significa nada em relação à possibilidade de ele voltar para essa pessoa.
- Se minha parceira desfrutou de sexo com outra pessoa, então ela também pode desfrutar de sexo comigo.
- Não é perigoso para meu relacionamento atual se meu parceiro tiver boas memórias de um parceiro do passado. É natural que todos nós pensemos em experiências positivas do passado. É para isso que servem as memórias.

"SE MINHA PARCEIRA O DESEJAVA, COMO ELA PODE ME DESEJAR?"

Vamos examinar seu pensamento dicotômico do tipo ou... ou..., preto e branco. É algo como: "Se meu parceiro tem desejo por outra pessoa, no passado ou presente, significa que ele não tem desejo por mim". Essa é uma forma de perfeccionismo do desejo, em que você só pode ter um desejo, e este anula todos os outros.

Vamos analisar isso falando sobre alimentos. Digamos que você goste muito de um prato de massa específico com lagosta e molho vermelho. Simplesmente adora. No entanto, o restaurante vendeu a última lagosta. Então, o garçom lhe diz que eles têm uma deliciosa berinjela à parmegiana no cardápio, além de 30 outras ótimas opções. Você diz "Como você pode falar de outra coisa além de lagosta com molho vermelho?" e vai embora do restaurante?

Igualmente, sua parceira pode ter sentido desejo por outra pessoa no passado, mas esse relacionamento acabou. Talvez os dois tenham decidido que não se suportavam mais. Mas pode ser que ela ocasionalmente tenha uma boa memória do passado com essa pessoa – talvez recordando seletivamente de um bom momento. Isso significa que o desejo e a fantasia dela a impedem de ter desejo por você no presente? Desejos e fantasias não são ou... ou... Eles não se anulam. Você pode ter uma fantasia com outra pessoa, mas também desfrutar de intimidade com seu parceiro. Ambos podem existir, lado a lado.

"TALVEZ A OUTRA PESSOA FOSSE MELHOR AMANTE DO QUE EU"

Vamos examinar seu temor de que seu parceiro ache que um antigo parceiro fosse mais satisfatório. E se isso fosse verdade? Esse era um dos temores de Josh.

Josh: Não sei exatamente como era para Molly e Emmon, mas às vezes me preocupo com a possibilidade de ela achar que ele era melhor amante do que eu.

Bob: O que isso significaria se fosse verdade? Significa necessariamente que sua parceira não pode estar satisfeita com você? Cada experiência tem que ser a melhor para ser satisfatória?

Josh: (*Pensando por um momento*) O relacionamento sexual com Molly é geralmente muito bom, mas há vezes em que ela está muito cansada ou não interessada. Quando isso acontece, eu me pergunto se ela está perdendo o interesse e vai começar a comparar nosso relacionamento com o que ela teve com Emmon.

Josh estava sofrendo de *perfeccionismo sexual*, uma crença de que o único tipo de experiência sexual que pode ser satisfatório é a experiência perfeita. Com base nisso, ele estava presumindo que Molly teve tal experiência com outra pessoa no passado e que só poderia ser feliz com perfeição sexual.

Vamos analisar essa situação com um exemplo trivial. Imagine que cinco anos atrás você tenha ido ao melhor restaurante do mundo e comido a melhor refeição de toda a sua vida. Isso significa que depois disso você nunca comeu outra refeição de que tenha gostado? Talvez fosse mais preciso dizer que já fez muitas refeições desde então e que fará muitas outras no futuro, que serão muito prazerosas e satisfatórias. O "melhor" não tem de ser inimigo de *todo* o resto.

Digamos que a única experiência que você pode achar satisfatória é a melhor que já teve em toda a sua vida. Imagine que sua melhor experiência sexual tenha ocorrido cinco anos atrás. Considerando-se a lógica desse perfeccionismo, você nunca estaria satisfeito ou feliz em qualquer experiência depois disso. Todas as suas demais experiências são insatisfatórias e o deixam infeliz. Isso realmente faz sentido? É possível que haja uma ampla gama de experiências satisfatórias e gratificantes que não sejam as melhores experiências absolutas de todos os tempos? Vamos imaginar uma conversa entre duas pessoas que se amam e acabaram de transar.

Homem: Isso foi incrível. E para você?

Mulher: Realmente ótimo. Eu também gostei.

Homem: Esse foi o melhor sexo que você já fez em toda a sua vida?

Mulher: Não sei realmente dizer, mas foi muito bom.

Homem: O quê? Quer dizer que já fez um sexo melhor com outra pessoa?

Mulher: Não me recordo, mas acho que é possível.

Homem: Bem, isso é uma coisa com a qual não posso conviver. Seu sexo comigo deveria ser o melhor que já teve, todas as vezes. Ele tem que ser sempre melhor do que antes.

Mulher: Isso não é irrealista?

Homem: O quê? Você não me ama?

Mulher: É claro que sim, mas isso me parece loucura.

Talvez a mulher nesse diálogo tenha razão. Exigir perfeição e o melhor é um padrão absurdo para ser usado. As experiências podem variar em termos do prazer, e, de fato, se você tem experiências prazerosas frequentemente, não faz diferença o que aconteceu cinco anos atrás. Sexo é sobre prazer no momento atual, e não o estabelecimento de recordes mundiais que se mantêm por anos.

"NÃO CONSIGO TIRAR ISSO DA MINHA CABEÇA"

Muitas pessoas que sofrem de ciúme retrospectivo parecem remoer as experiências passadas imaginadas de seu parceiro atual. Elas ruminam sobre o quanto foram excitantes e significativas as experiências passadas de seu parceiro e concluem que elas devem interferir no relacionamento atual. Dê uma olhada nas afirmações a seguir e pergunte-se se alguma lhe soa verdadeira:

- Frequentemente penso no fato de que meu parceiro desfrutou de sexo com outra pessoa antes de me conhecer.
- Não consigo tirar esses pensamentos da minha cabeça.
- Quando penso no passado que ela teve, isso me perturba.
- Fico remoendo a possibilidade de ele estar pensando naquelas experiências passadas.
- Se meu parceiro realmente pensa nessas experiências passadas, significa que nosso relacionamento fracassou – está até mesmo condenado.

Talvez alguns ou todos esses pensamentos lhe soem verdadeiros. Você se encontra preso a eles e forma imagens em sua mente sobre o passado de seu parceiro. Pode achar que o fato de ter tais pensamentos indica que algo muito significativo – e ruim – aconteceu. Seu relacionamento atual está, em certo sentido, manchado pelo passado. Você pode até pensar que, como seu parceiro teve essas experiências, você é o segundo melhor, um prêmio de consolação, e não consegue aceitar isso. Você precisa se libertar disso para desfrutar de seu relacionamento atual. Tenta expulsar esses pensamentos da mente – mas eles continuam atormentando, perturbando e o sequestram. Onde quer que você vá, os pensamentos o seguem.

E se você aceitasse que tem esses pensamentos e essas imagens? Eles poderiam ser perfeitamente curiosidades naturais. Você poderia tentar vê-los simplesmente como parte da *memória coletiva* de seu relacionamento: assim como pensa nessas coisas, seu parceiro também pode ter pensamentos e imagens sobre suas experiências passadas. Imagine se isso poderia simplesmente ser uma parte natural dos relacionamentos, pois o passado é com frequência parte de nossa curiosidade sobre a pessoa com quem estamos no momento. À medida que aceita esses pensamentos, você pode usar o desprendimento consciente. Simplesmente aponte para eles e diga o seguinte:

> "Ah, então aí está outro pensamento sobre o passado de meu parceiro. Acabei de notar que minha mente emitiu esse pensamento e posso vê-lo bem aqui. É interessante como minha mente funciona, emitindo pensamentos e imagens. Posso aceitar esses pensamentos, eles são naturais, todos os têm, e posso observá-los e perceber que são *apenas pensamentos*. Posso trazer minha atenção de volta para o momento presente. Posso observar minha respiração com o ar entrando e saindo. Posso inspirar no pensamento 'Ele teve uma parceira no passado' e expirar 'Deixo passar'. Esses são pensamentos momento a momento, eventos mentais, coisas no meu cérebro. Não tenho que me livrar deles; posso simplesmente conviver com eles."

Comece praticando o desprendimento consciente: recuando, observando, aceitando, tentando não controlar esses pensamentos, não julgá-los. Enquanto faz isso, pode notar que eles se tornam mais fluidos, avançando e recuando, sem sequestrá-lo. Você começa a notar que consegue conviver em um mundo onde esses pensamentos ocorrem, não precisa se livrar deles e não tem de gastar muito tempo pensando neles. São apenas pensamentos.

Lembre-se de que seu relacionamento atual está no *momento presente*. Você pode se voltar para seu parceiro com carinho, amor e compaixão – mesmo quando tem pensamentos e imagens sobre o passado.

CHEGANDO AO MOMENTO PRESENTE

E se você aceitasse radicalmente o passado? Poderia ser um *fato consumado* seu parceiro ter sentido atração por outra pessoa e feito sexo com ela? Quando aceitamos radicalmente alguma coisa, não julgamos nem a controlamos; simplesmente tentamos conviver com ela como um fato sobre *o que é*. O que é – é. O que foi – *foi*. *Aqui é agora*.

O passado é o que você aceita com esta pergunta: "Levando em consideração o passado, o que ainda posso fazer no momento presente com meu parceiro?". Bem, você pode ter um relacionamento gratificante, íntimo e significativo. Pode tornar especiais os momentos em que estão juntos. Este é seu momento com ele. Este é o momento dele com você. Não é o único momento em sua vida, mas é o momento atual – e é aí que estão as recompensas. Portanto, estas são algumas formas de se chegar ao presente.

Mudando seu foco para o agora

Olhe a sua volta agora mesmo. No momento presente, o que você vê ao seu redor? Foque em uma coisa, um objeto, e descreva-o para si mesmo. Estou olhando para uma pintura abstrata. Vejo sombras cinza, alguma cor bege e uma área escura na parte de baixo. É uma pintura de reflexos de janelas. Este é meu momento presente, neste momento. Mudar seu foco para o momento presente pode ser simples assim quando você deixa o passado onde ele está.

Desprendendo-se do passado

Você lutou contra o passado por algum tempo, e imagine que agora pensa: "Vou tentar desistir do passado de meu parceiro. Vou tentar viver no presente". Entretanto, também nota que os pensamentos sobre o passado dele ficam atormentando, insistindo, e você se vê sequestrado por eles.

O que eu quero que você imagine, no momento presente, é que esses pensamentos sobre o passado estão dentro de um grande balão. O vento está erguendo o balão, e você o está segurando por um cordão. O balão, com o ciúme do passado, está tirando você do chão. Mas você não quer ser erguido e carregado.

Quando você é erguido do chão, solta o cordão. O balão com todo aquele ciúme vagueia pelo ar acima de você, gira ao vento e se afasta – para longe. Enquanto observa, você se sente liberto. O passado se vai, e você está aqui – no momento presente – com seus pés firmemente plantados no chão. Desprender-se permite que você dê o próximo passo.

Deixe o balão ir.

VOCÊ SÓ PODE TER SEU RELACIONAMENTO HOJE

Com que frequência você e seu parceiro ficam presos a discussões sobre o passado? Você traz à tona o comportamento passado dele, até mesmo o comportamento antes de terem se conhecido, como se estivessem em litígio sobre a culpa dele. Traz à tona todos os tipos de comportamentos passados, dores passadas, suspeitas passadas. Então, fica remoendo, discute com ele, quer saber o que tudo isso significa e não consegue perceber que perdeu a oportunidade de viver no momento presente. É como ir ao seu restaurante favorito, pedir uma mesa, passar a hora seguinte reclamando de uma refeição de que não gostou dois anos atrás e nunca fazer o pedido. Então você vai embora e se pergunta por que ainda está com fome.

O que aconteceu antes de seu relacionamento começar é simplesmente informação. Pode ser uma informação que não tenha nenhuma relevância para a forma como vocês tratam um ao outro no momento presente. Ninguém vai dizer: "Temos um ótimo relacionamento porque passamos muito tempo conversando sobre o quanto fico incomodado com o que ela fez antes de ter me conhecido". Bons relacionamentos estão baseados no quanto somos gratos, confiantes e receptivos no momento presente. *Os relacionamentos são agora.*

O passado está sempre conosco, mas só no momento presente você pode amar seu parceiro e ser amado. Você só pode desfrutar a vida vivendo-a neste momento. Porque os momentos vêm e vão.

12

"É complicado" – superando a infidelidade

Algumas vezes o ciúme é totalmente justificado. Ele representa uma resposta sadia e de autoafirmação a uma violação da confiança. Neste capítulo, você vai obter opções que pode examinar quando seu parceiro foi infiel. Você pode refletir sobre seu relacionamento e sobre qual será seu próximo movimento.

Tenha em mente que, independentemente de seu parceiro ter sido fiel ou infiel, você ainda precisa viver sua vida. Ser sequestrado pelo ciúme, ruminar, ficar aprisionado, com raiva do que aconteceu e sentir-se humilhado, derrotado e sem esperança não vai funcionar a seu favor. Mesmo depois de passar pela experiência de traição, você pode aprender a lidar melhor com a situação, e, quem sabe, se os dois estiverem dispostos a realizar o trabalho, salvar seu relacionamento. Essas serão suas opções – apenas tenha em mente que você tem opções. Vamos examinar o exemplo de uma mulher que estava sentindo ciúme devido ao comportamento do marido.

> Alice estava suspeitando do relacionamento de Paul com Linda, que trabalhava no escritório dele. Alice achava que o relacionamento deles era mais do que profissional. Quando conheci Paul, ele me disse que as suspeitas de Alice eram injustificadas e que valorizava Linda como amiga. Linda havia deixado o escritório e agora estava trabalhando em outro lugar. No entanto, quando Paul começou a confiar mais em mim, admitiu que havia se envolvido sexualmente com Linda algumas vezes. Paul me disse que seu relacionamento com Alice havia se distanciado e que achava que agora lhes restava pouco em comum. Depois que os filhos saíram de casa, ele percebeu que sua comunicação e intimidade com Alice se deterioraram, então procurou essas coisas em Linda. Alice continuou a confrontá-lo, e,

quando ela finalmente encontrou uma mensagem de texto no telefone dele, Paul confessou seu caso. Alice ficou furiosa e deprimida, e disse que não conseguia imaginar como eles poderiam continuar juntos.

Por mais difícil que tenha sido, aquele não foi o fim de seu casamento. Enquanto eles trabalharam juntos em terapia de casal e em terapia individual, decidimos sobre algumas regras básicas que teriam que combinar. Primeiramente, eles concordaram que Paul não poderia mais ver ou fazer contato com Linda – que já estava trabalhando em outro lugar. Isso incluía mensagens de texto, telefonemas ou encontros. Segundo, ele teria que dizer a Linda que tudo estava terminado com ela e que estava comprometido em trabalhar para melhorar seu casamento. Terceiro, os dois tinham que identificar o tipo de relacionamento que desejavam ter no futuro. Isso incluía a comunicação que queriam ter, as atividades que poderiam compartilhar e formas de reforçar e respeitar um ao outro. Quarto, eles teriam que desenvolver um plano sobre como iriam colaborar para trabalhar juntos na solução dos problemas: sem mais acusações, sem afastamento ou evasivas e sem menosprezar um ao outro.

Neste capítulo, discutiremos o que acontece depois que uma infidelidade é descoberta, porque o ciúme é mais intenso quando fomos traídos. Quando a confiança é quebrada, desencadeia muitos outros pensamentos que podemos ter sobre nós mesmos, sobre outras pessoas ou relacionamentos futuros. Portanto, examinaremos quais podem ser esses pensamentos e sentimentos e como lidar com eles. Já que essa crise pode ser um possível ponto de virada, examinaremos formas de abrir portas para sair do relacionamento, se assim você decidir, ou tornar o relacionamento melhor. Você verá que a confiança, depois de quebrada, é difícil de ser recuperada – mas não impossível. Você e seu parceiro podem ter sentimentos contraditórios sobre trabalhar para recuperar a confiança, mas ainda podem trabalhar juntos para fazer as coisas evoluírem, ao mesmo tempo reconhecendo que a desconfiança ainda está escondida dentro de cada um. Vamos dar uma olhada nas opções para quando a confiança foi quebrada.

UMA CRISE PODE SER UM PONTO DE VIRADA

Um caso extraconjugal que é descoberto é uma das principais causas de divórcio. Recuperar a confiança é difícil, algumas vezes aparentemente impossível, e muitos casais decidem que um caso é a gota que finalmente fez transbordar o copo, porque os casos não surgem do nada. Eles acontecem porque os relacionamentos deterioraram, a comunicação se rompeu, os parceiros estão compartilhando menos atividades juntos e o valor do relacionamento diminuiu para um dos parceiros ou para ambos. Não estamos buscando justificar os casos ou culpar o parceiro que se sente traído. Compromissos são importantes, e viver de acordo com eles é essencial. No entanto, as pessoas são imperfeitas, falíveis e problemáticas. Mesmo boas pessoas podem seguir pelo caminho errado, boas pessoas nos decepcionam e pessoas que amamos podem nos magoar profundamente.

Já vi casais romperem depois da descoberta de um caso e também vi casais construírem relacionamentos mais fortes. Não há um caminho simples a ser seguido, depende de vocês examinarem o que aconteceu, qual seu significado e o que ambos estão dispostos a fazer.

Você pode pensar em um caso que é descoberto como um ponto de virada. Isso lhe dará motivação suficiente para finalmente romper? Isso significa que vocês dois, que estão juntos há anos, devem finalmente se separar? Talvez sim, mas também pode significar que estão enfrentando uma crise no momento, em que finalmente reconhecem que há muito em jogo para simplesmente ir embora. Depois de todas as decepções e traições, os dois podem, por fim, ter a motivação para reconstruir o relacionamento.

O caso pode marcar um ponto no tempo entre dois relacionamentos: o relacionamento que levou a um caso e o relacionamento que vocês reconstruíram depois dele. Vocês não gostariam de voltar ao relacionamento que levou a um caso, não é? Talvez esta seja uma oportunidade para começar uma nova relação com seu parceiro. Se o relacionamento levou a um caso, vocês devem pensar sobre o que está faltando nele – não culpar a si mesmo ou a outra pessoa – e descobrir onde foi que as coisas deram errado a fim de que examinem como ambos podem consertá-lo, caso achem que isso é possível.

TENHAM CLAREZA SOBRE OS NÍVEIS DE COMPROMETIMENTO

Às vezes, pode não estar claro qual é o nível de comprometimento de cada parceiro.

> Wendy estava saindo com Larry havia dois meses, e os dois já tinham intimidade sexual. Ela presumia que eles tinham um acordo sobre monogamia, mas nunca falaram explicitamente sobre isso. Quando descobriu que ele também estava saindo com outras mulheres, ela ficou com muita raiva e se sentiu traída. Seus sentimentos são compreensíveis, porque intimidade sexual geralmente é equiparada a algum tipo de compromisso. Mas esse não é um pressuposto que todos compartilham.

A primeira questão é esclarecer o que vocês dois podem acordar no que se refere a outros relacionamentos. Algumas pessoas pensam em seus parceiros sexuais como "amigos com benefícios", ou seja, parceiros sexuais sem o compromisso de fidelidade. Se você tem esse tipo de compreensão, seja honesto consigo mesmo e veja se realmente consegue compartilhar assim. Embora algumas pessoas concordem com um "relacionamento aberto", em que ambos os parceiros podem estar com outros, raramente tenho visto isso dar certo por muito tempo. Em geral, o que acontece é que uma das pessoas quer monogamia, mais comprometimento. Portanto, observe de forma honesta seus sentimentos, porque, se está sentindo ciúme, você pode não ser tão sofisticado quanto imaginou que seria.

Ao conversarem sobre compromisso, escute o que a outra pessoa diz. Se seu parceiro atual diz que não está pronto para um compromisso, dê ouvidos a isso e não espere um compromisso simplesmente porque *você está pronto para um*. E não equipare intimidade sexual a compromisso.

Sejam diretos um com o outro, sejam claros sobre o que compromisso significa para os dois. Significa que não saem com outras pessoas? Ou que não fazem sexo com outras pessoas? Significa que vocês se veem frequentemente? Algumas pessoas podem ficar amedrontadas ou se afastar quando você traz à tona o assunto do compromisso, e dizem: "Pare de me pressionar". Se essa é a resposta que você recebe, então pode concluir que não há um compromisso real de fidelidade. Assim, pode avaliar suas escolhas de acordo com esse tipo de resposta e decidir se deseja continuar um relacionamento em que o compromisso é unilateral. O que não é prometido não pode ser tomado como garantido.

Tentar fazer seu parceiro se sentir culpado ou ameaçá-lo não terá muito efeito. Pressionar alguém para um compromisso pode levar a uma combinação naquele momento, mas a outra pessoa pode não ter a intenção de segui-la. Talvez ela simplesmente precise de mais tempo para chegar a esse ponto de comprometimento, portanto você precisa decidir se está disposto a esperar. Você sempre pode dizer "Acho que estamos procurando coisas diferentes", enquanto aceita que continuarem juntos só irá desmoralizá-lo. É sua opção ficar ou partir.

A RESPOSTA À INFIDELIDADE

Digamos que vocês dois têm um compromisso combinado que inclui fidelidade. Se estão namorando, e não há um compromisso de longo prazo, você pode identificar se seu parceiro está disposto a trabalhar na construção de confiança. Uma forma de perceber isso é observar como ele responde à descoberta de sua infidelidade.

- Ele culpa você? "Você nunca parece interessada em sexo ou em passar mais tempo comigo."
- Ela minimiza o outro relacionamento? "Ele não significava nada para mim. Foi apenas uma noite."
- Ele a rotula como neurótica ou insegura? "Você só está com ciúme e insegura. Supere isso."
- Ela age se sentindo no direito de fazer o que quiser? "Você não pode me dizer o que eu posso fazer e com quem posso sair."

- Ele justifica seu comportamento alegando que estava bêbado ou estressado? "Eu não queria fazer nada, estava bêbado" ou "Eu estava passando por um momento difícil".
- Ela é evasiva e diz que não vai falar sobre isso? "Não quero discutir isso. Isso só vai nos fazer brigar."

O problema com cada uma dessas respostas desdenhosas é que elas só aumentam a desconfiança e o sentimento de marginalização. Quando as pessoas fizeram coisas que nos magoaram, a última coisa que queremos é ser acusados, invalidados e humilhados pelo comportamento problemático delas.

É assim que soa quando alguém recebe a resposta errada – Derek me procurou, alguns anos atrás, com a queixa de que sua esposa estava sempre ruminando sobre sua infidelidade sexual. Ele me disse: "Eu disse a ela que aquilo não significou nada. Eu estava bêbado. Ela não consegue superar". Ele me perguntou o que deveria dizer para que ela "superasse aquilo". Eu disse a Derek que desvalorizar os sentimentos de sua esposa e justificar seu comportamento alegando que estava bêbado só faria ela se sentir ainda pior – e certamente não construiria confiança. Seu comportamento era totalmente invalidante e egoísta. Esta foi uma de nossas conversas:

Bob: Por que você não lhe diz que agiu como um idiota, que ela tem todo o direito de estar com raiva e que você só espera que ela consiga perdoá-lo? Pode dizer que se dá conta de que realmente não merece perdão e que isso depende completamente dela.

Derek: (Rindo) Sabe, você está certo, isso é o que preciso dizer.

Bob: Como você se sentiria se sua esposa tivesse sido infiel? Como se sentiria se ela se desculpasse pelo seu comportamento alegando que estava bêbada?

Derek: Eu ficaria muito zangado. Não consigo me imaginar perdoando.

Bob: Bem, esse é o dilema que você tem. Porque eu sei que deseja preservar seu relacionamento com ela, e acho que na verdade a ama, mas não conseguirá chegar à reconciliação se desculpando dessa forma e dizendo que ela precisa superar. Você não pode agir como se tivesse direito ao perdão. Isso, na verdade, depende dela.

Existem maneiras mais eficientes de seu parceiro responder depois de uma transgressão. Elas incluem:

- admitir o fato de que fez algo errado
- reconhecer sinceramente que lamenta muito por ter feito isso
- dizer que você merecia melhor tratamento

- expressar culpa ou vergonha em relação ao que fez
- estar disposto a conversar com você sobre seus sentimentos
- prometer ajudar a construir confiança no relacionamento
- comunicar sua disposição para trabalhar a fim de melhorar o relacionamento para os dois

O QUE A INFIDELIDADE SIGNIFICA PARA VOCÊ?

Quando alguém o trai, é natural ter dúvidas sobre si mesmo e sobre o futuro do relacionamento. Examine estas afirmações e veja se alguma delas se aplica a você. Depois examinaremos cada uma em mais detalhes.

- Meu parceiro procurou outra pessoa porque já não sou mais atraente para ele.
- A outra pessoa deve ter alguma coisa que eu não tenho.
- Eu pareço um tolo, e as pessoas vão achar que sou um derrotado.
- Jamais vou conseguir superar isso.
- Jamais vou confiar em meu parceiro de novo.
- Isso significa que todo nosso relacionamento foi uma perda de tempo ou uma fraude.
- Nunca mais vou conseguir confiar em alguém de novo.

"Meu parceiro procurou outra pessoa porque já não sou mais atraente para ele"

São muitas as razões para alguém ser infiel, mas descobri que essa é muito rara. Boa parte da infidelidade é motivada por:

- raiva e tensão entre os parceiros
- uma sensação de excitação por estar perseguindo algo novo e proibido
- uma crença de que se vai sair impune disso
- tédio
- um desejo de variedade
- a crença de que as experiências podem ser compartimentadas
- uma tentativa de estimular o próprio ego
- falta de previsão das consequências

Por exemplo, um homem que amava sua esposa e filhos se queixava de que ficava entediado durante a tarde em seu escritório. Ele ia a uma casa de massagem para conseguir "sexo fácil e simples", para tirar os problemas da cabeça. Ele achava que isso era relaxante. Sua esposa descobriu, o que precipitou um conflito extremo em seu casamento. Trabalhamos formas melhores para ele lidar com o tédio e para ter em mente os possíveis riscos.

Outro homem estava motivado a ter um caso porque se achava no direito de fazer as coisas de seu jeito e porque estava tendo conflitos com a esposa. Não tinha nada a ver com o quanto sua esposa era atraente sexualmente. Em certo sentido, fazia parte de seu padrão passivo-agressivo, além de sua crença incorreta de que nunca seria descoberto. Sua namorada finalmente telefonou para a esposa, e – para sua surpresa – as coisas explodiram em casa.

"A outra pessoa deve ter alguma coisa que eu não tenho"

O que essa outra pessoa teria que você não tem? Talvez seja a novidade, a busca do proibido, da excitação ou da variedade. Ou a atração pode ter ocorrido porque seu parceiro se sentiu menos ameaçado, menos obrigado ou mais capaz de conversar sobre as coisas com a outra pessoa. Um homem que teve um longo caso com outra mulher disse: "Eu jamais deixaria minha esposa por ela, isso foi apenas uma coisa à parte".

Às vezes, um dos parceiros deixa o cônjuge pela outra pessoa, mas observei que casos raramente levam a um novo casamento. Os casos parecem ter mais a ver com excitação, novidade e segurança. Um homem disse certa vez: "Eu não preciso depender tanto da minha esposa se tenho outra pessoa por perto". Obviamente, ele mudou de ideia quando a namorada entrou em contato com sua esposa.

"Eu pareço um tolo, e as pessoas vão achar que sou um derrotado"

Pense nisso por um minuto. Alguém mentiu para você e o traiu, e agora você acha que isso significa que parece um derrotado? Minha experiência mostra que é muito mais provável que as outras pessoas julguem a pessoa que o traiu e, no máximo, terão compaixão por você e até mesmo irão defendê-lo. A pessoa que o traiu foi quem traiu a confiança, não você. Se você está preocupado com a possibilidade de as pessoas julgarem-no duramente porque seu parceiro o traiu, reflita se elas são amigas verdadeiras. Pergunte-se se você julgaria alguém duramente se essa pessoa tivesse sido traída. Que sentimentos você tem por pessoas que foram traídas? Ficaria com raiva delas ou sentiria compaixão por elas? Confortaria essas pessoas ou as criticaria?

"Jamais vou conseguir superar isso"

O choque de descobrir uma infidelidade pode fazê-lo se sentir extremamente zangado, deprimido, confuso e sem esperança. Esses são sentimentos poderosos que podem ser as lentes através das quais você olha para seu futuro. No entanto, como ocorre com quase todas as emoções que temos, estas acabam se tornando menos intensas. Com frequência projetamos nossas emoções futuras com base em como nos sentimos no momento presente.

Reflita sobre alguma situação passada em que você teve uma emoção negativa intensa. É possível que tenha vivenciado uma perda extrema em sua vida, como a morte de alguém próximo, ou uma decepção, como perder o emprego ou sentir-se traído por um amigo ou antigo parceiro. Agora avance no tempo a partir dessa experiência passada até o presente; você perceberá que, no espaço de tempo entre os sentimentos intensos do passado e os do presente, esses fortes sentimentos negativos foram se desgastando. Na verdade, você provavelmente conseguirá recordar algumas emoções e experiências muito agradáveis que ocorreram durante o período. Embora seja natural achar que jamais irá superar isso – e é importante validar o quanto esse pensamento é penoso –, tendemos a ser mais resilientes do que acreditamos ser. Tendemos a ser mais fortes do que imaginamos no momento em que uma crise está ocorrendo.

"Jamais vou confiar em meu parceiro de novo"

Mais uma vez, essa é uma resposta muito natural de sua parte e que quase todos teriam após uma traição. Mas também é possível que você finalmente veja essa transgressão no contexto dos aspectos mais amplos de seu relacionamento íntimo. Por exemplo, um homem me disse que sua esposa teve um relacionamento íntimo com outro homem quando eles estavam passando por um momento particularmente difícil. No entanto, quando trabalharam no relacionamento, fizeram uma parceria para cuidar de seus filhos e retomaram sua vida diária, a traição da esposa se tornou menos importante para ele. Não estou dizendo que você deve ficar indiferente ou simplesmente recuar. Estou sugerindo que pode olhar para todo o contexto de seu relacionamento – seu passado, seu presente e seu possível futuro.

Não é fácil reconstruir a confiança depois que uma infidelidade é descoberta. Isso não vai acontecer apenas fazendo-se promessas, desculpando-se ou simplesmente desejando que as coisas mudem. Vocês dois podem ter motivações contraditórias para a reconstrução da confiança, inclusive seu medo de ser magoado novamente ou a resistência de seu parceiro em ser restringido ou controlado. Sugiro pensarem no desenvolvimento de um plano para reconstruir a confiança. Ela não vai simplesmente acontecer por si só.

"Isso significa que todo nosso relacionamento foi uma perda de tempo ou uma fraude"

Esse pensamento do tipo tudo ou nada frequentemente ocorre quando estamos com raiva ou ansiosos. E isso o faz se sentir desanimado e humilhado. Pode levá-lo a acreditar que o que parecia bom no passado era uma fraude. Porém, essa não é uma forma razoável ou precisa de encarar a situação. Afinal, houve muitas experiências positivas que você provavelmente recorda com a mera leitura desta frase no momento presente. Você pode, então, responder: "Mas pensar nesses aspectos positivos só faz eu me sentir pior". Sim, isso pode ser verdade. De fato, você pode querer se convencer de que o relacionamento era sem sentido e de que não está perdendo nada. Mas, novamente, é possível dar um passo atrás para refletir sobre os demais aspectos positivos do relacionamento. Considere se esses aspectos podem ser recuperados e fortalecidos no futuro. Dessa forma, a traição pode ser colocada no contexto de um relacionamento que pode crescer depois do sofrimento pelo qual você passou.

"Nunca mais vou conseguir confiar em alguém de novo"

Quando uma mulher descobriu o caso de seu marido com uma colega de trabalho, ela se sentiu devastada e humilhada. Ela me disse: "Nunca mais vou conseguir confiar em alguém de novo". Enquanto trabalhava as dificuldades do divórcio e questões de custódia, percebeu que muitas coisas estavam acontecendo com ela como pessoa. Também se deu conta de que queria ter um relacionamento com outro homem novamente – só que não com o homem de quem estava se divorciando.

Sua primeira resposta depois da traição, de que nunca mais iria confiar em ninguém, era uma resposta de autoproteção. Ela estava tentando se proteger de uma futura traição. No entanto, percebeu que seus desejos de ter companheirismo, compartilhar sua vida e aprender com a relação passada eram mais importantes que seu medo de ser magoada. Eu lhe disse: "Se você não se envolver com outra pessoa, ficará magoada. E, se você se envolver com outra pessoa, pode ser que seja magoada. Não podemos passar pela vida esperando que coisas ruins não aconteçam conosco. A pergunta a ser feita a si mesma é: *isso vale a pena?*".

Três anos depois, ela voltou a me procurar para discutir sobre seu filho. Contou que estava aliviada pelo término de seu casamento anterior. Há um ano estava envolvida com outro homem, que era um parceiro mais de acordo com ela. Percebeu que a traição que levou ao divórcio havia aberto uma porta em sua vida que a levou a um novo relacionamento com maior crescimento pessoal. Sentia que podia confiar novamente porque estava com um homem que era confiável e que compartilhava muitos de seus interesses e valores. Portanto, tenha em mente que sua crença de que nunca mais irá confiar novamente, ou amar novamente, pode ser sua primeira resposta à traição. Mas sua primeira resposta pode não ser aquela que você terá no futuro. Será preciso ver o que acontece em sua vida.

DESENVOLVENDO MOTIVAÇÃO PARA MUDAR

Depois que a infidelidade foi descoberta, vocês dois poderão considerar o desenvolvimento de um plano para reconstruir a confiança. Confiança não é algo que ocorre simplesmente porque se quer. Você não pode simplesmente se basear em afirmações, promessas ou desculpas. A confiança é como um músculo que pode ser enfraquecido ou atrofiado com o tempo e pode exigir muito trabalho para reconstruir – sem garantias de que o trabalho irá compensar. Além disso, também não é simplesmente uma pessoa que deve fazer todo o trabalho. Isso é algo que vocês precisam fazer juntos.

Quero começar com uma pergunta que pode lhe parecer desnecessária. A pergunta é: "Quais são as vantagens de reconstruir a confiança e quais são as desvantagens de reconstruir a confiança?". Você e seu parceiro precisam conversar sobre os prós e os contras.

Vantagens de reconstruir a confiança

- Você se sente menos ansioso.
- Vocês se sentem mais próximos um do outro.
- Você pode planejar o futuro sem se preocupar com o que pode acontecer.

Pode ser bom ter recuperado a confiança, mas não sejamos ingênuos. Não fique despreocupado quanto a uma traição. Eu reconheço o quanto isso pode ser significativo para qualquer pessoa. Ainda não sabemos como sua confiança será recuperada no relacionamento. Portanto, talvez você tenha de esperar para ver como será. E esperar pode ser penoso.

Desvantagens de reconstruir a confiança

Você pode pensar: "Se eu fui traído uma vez, serei um tolo se me permitir confiar nessa pessoa novamente". Essa é uma resposta perfeitamente legítima e algo que você pode querer levar em consideração. Se você é a pessoa que foi traída, pensará que não quer ficar vulnerável novamente. Entretanto, pode contrabalançar isso com seu desejo de continuar – e até mesmo melhorar – o relacionamento.

Se você é a pessoa que se engajou em infidelidade, então precisa refletir sobre quais compromissos e mudanças está disposto a fazer para reconstruir a confiança. Não pode simplesmente dizer a seu parceiro: "Sinto muito por ter feito isso, então confie em mim novamente". Pode ser que acredite sinceramente no que está dizendo, mas isso não vai ser muito convincente. Confiança é algo que é recuperado por *ações comprovadas*, ou seja, você poderá ter que fazer mudanças de que não irá gostar. Portanto, para recuperar a confiança, os dois precisam trabalhar nisso e ser honestos quanto aos seus sentimentos contraditórios sobre esse trabalho.

Algumas pessoas dizem: "Como posso trabalhar no relacionamento se não confio em meu parceiro?". Esse é um pensamento perfeitamente legítimo e natural. No entanto, as duas coisas não são mutuamente excludentes. Você pode trabalhar para alcançar uma melhor comunicação e mais experiências gratificantes para vocês dois, para resolverem problemas juntos e estabelecerem objetivos positivos nos quais trabalhar, ao mesmo tempo que reconhece que não há confiança total. Ao aceitar que *por enquanto não confia*, você pode manter esse pensamento enquanto trabalha na reconstrução das coisas positivas em seu relacionamento.

DESENVOLVENDO REGRAS BÁSICAS

Vamos presumir por um momento que vocês decidiram que desejam reconstruir a confiança. Isso significa que terão de desenvolver algumas regras básicas sobre o que compartilham e descrevem um para o outro. Por exemplo, um homem me contou que tinha encontros secretos, almoços, jantares e drinques com suas ex-namoradas – sem contar à mulher com quem estava vivendo sobre essas aventuras colaterais. Ele argumentou que as namoradas ainda eram suas amigas e que os encontros na verdade não significavam nada para seu relacionamento atual. No entanto, a parceira com quem estava vivendo, que desejava casar e ter um filho com ele, se sentiu traída quando descobriu sobre um de seus encontros secretos.

Eles decidiram que iriam estabelecer esta regra básica: nenhum encontro secreto no futuro. Ele iria contar sobre qualquer plano de encontrar uma ex-namorada ou amiga e descreveria todo o evento para ela. Inicialmente ele foi resistente porque queria manter suas opções em aberto, gostava dos flertes e também se via como uma pessoa independente. Ele não gostava da ideia de ter que responder a alguém. Sugeri que, se ele quisesse fazer parte de um *casal*, não poderia simplesmente pensar como um indivíduo que era um agente completamente livre. Ele precisava pensar sobre como seu comportamento seria visto, em termos de confiança. Se escondesse os encontros de sua parceira, estaria sendo sigiloso, o que iria corroer qualquer confiança. Fiz a observação de que muitas pessoas acham que podem compartimentar suas vidas, ter encontros secretos com outras pessoas e manter isso separado do relacionamento principal. No entanto, trata-se de algo que causa muito estresse em longo prazo e frequentemente acaba em uma crise maior quando as aventuras secretas são descobertas pelo parceiro principal.

Minha recomendação foi: *mantenha as coisas simples*. Sugeri que, embora a tentação de ter esses flertes pudesse resultar em gratificação no curto prazo por uma hora ou mais de prazer, além de um estímulo para o ego por algum tempo, os custos em longo prazo poderiam ser mais duradouros e severos. Ele precisaria pesar o prazer do flerte e comparar com o risco de magoar sua parceira e colocar seu relacionamento em perigo. A pergunta era: "Isso vale a pena?".

Confiança é algo que requer tempo e trabalho – ela é construída lentamente. A melhoria por meio da comunicação, de experiências positivas e de atividades compartilhadas ajuda a construir confiança. Mas isso não vai acontecer da noite para o dia.

E confiança é algo que precisa ser protegido. Eu pergunto às pessoas: "O que você vai fazer hoje para proteger a confiança que você e seu parceiro têm um no outro?". Quando olhamos para o relacionamento como *algo nosso*, em vez de como *o que queremos no momento*, construímos confiança. Isso ocorre porque, ao tomarmos decisões com base no que é bom para o relacionamento, e não simplesmente com base no que queremos ou no que nos parece bom no momento presente, podemos reconstruir a confiança e um relacionamento. Pensar no relacionamento como algo valorizado e que você quer proteger é a melhor forma de preservá-lo. Ao construir confiança, você pode pensar: "Como essa ação ou essa decisão irão afetar a forma como meu parceiro vai se sentir ou como confiará em mim?". Confiança é um *objetivo*, não é simplesmente uma consequência acidental que você espera que ocorra. A confiança não acontece por acaso.

OUVINDO SEU PARCEIRO

Se você quer que seu parceiro lhe conte o que está fazendo, ou planejando fazer, também precisa pensar em como responder. Por exemplo, se quer que ele lhe conte sobre as pessoas com quem interage no escritório, ou em encontros sociais, você precisa estar disposto a ouvir o que ele diz sem atacá-lo.

> Roger tinha muito ciúme dos parceiros de negócios de Sandra e a questionava sobre suas interações com eles. Ela, compreensivelmente, ficava na defensiva e não queria ser interrogada. No curso de alguns meses de discussões, ela finalmente revelou que em uma viagem de negócios ficou bêbada e teve intimidade sexual com um de seus colegas. Isso enraiveceu e desmoralizou Roger. Ele me disse que isso provou que ele estava certo sobre seu ciúme.
>
> Compreensivelmente, Roger ficou ainda mais ciumento e ansioso depois que a traição foi revelada. Entretanto, esse acabou sendo um ponto de virada no relacionamento. Sandra lhe disse que estava passando pela crise da meia-idade, que achava que estava se tornando menos atraente e que sua

autoestima havia declinado nos últimos meses. Ao longo do último ano, com todas as discussões e interrogatórios de Roger, ela ficou mais distante dele. Disse que sabia que o que fez estava errado, que se sentia muito culpada e mal por decepcioná-lo porque ele merecia um tratamento melhor. Então, em vez de romperem, eles usaram isso como um ponto de virada – a crise que abriria uma nova porta. Decidiram trabalhar no relacionamento e reconstruir algumas das qualidades que os aproximaram inicialmente. Eles amavam seus filhos, gostavam de fazer coisas juntos e perceberam que seu relacionamento sexual precisava ser renovado e recuperado.

Eu disse a Roger que, se ele e Sandra quisessem reconstruir a confiança, ele precisaria responder de uma forma diferente quando ela falasse de suas interações com os colegas de trabalho. Afinal de contas, ela estava no mundo dos negócios, portanto sua vida envolvia viagens e muitos colegas do sexo masculino. Se ele quisesse que Sandra lhe contasse que um homem havia flertado com ela, ou que havia se encontrado com um homem para uma reunião de negócios, ele seria inteligente ao não a atacar ou se tornar hostil quando ela simplesmente estivesse contando coisas que estava fazendo como parte de seu trabalho. Também indiquei que, assim como ele achava sua mulher atraente, outros homens também pensariam da mesma maneira. Seria natural esperar que tentassem flertar com ela – mas isso não queria dizer que ela seria infiel. Como ele queria que ela confiasse nele e lhe contasse sobre suas interações, precisaria ouvir mais pacientemente o que ela dizia. Teria que ouvir se quisesse que ela falasse.

Ouvir seu parceiro respeitosamente não significa que você não sente ciúme enquanto o escuta. É possível que tenha um sentimento sem acusar seu parceiro ou atacá-lo. Seus sentimentos podem ser experiências *dentro de você*. Também é possível chegar a um acordo com seu parceiro, em que você pode dizer "Quando você me conta isso, eu sinto ciúme", sem acusações de uma transgressão. Os dois decidem quais comportamentos são aceitáveis – mas, se quiser que seu parceiro lhe conte o que está fazendo, precisa ouvir de maneira respeitosa. A confiança funciona como uma via de mão dupla, para aquele que está falando e para quem está ouvindo.

FOCO NOS OBJETIVOS COMUNS

Uma forma de construir confiança é focar em objetivos comuns. Em vez de focar no conflito ou na traição (no que você irá pensar, de qualquer forma), você pode focar em valores e objetivos que os dois compartilham. Isso pode incluir ser bons pais, fazer planos juntos e compartilhar atividades. Comecem a pensar em vocês como um *time de dois* em vez de como adversários.

Recordo de um casal que focava no que discordavam e, então, discutiam e se defendiam em vão. Sugeri que identificassem alguns objetivos comuns – mesmo que só conseguissem pensar em algumas atividades simples. Pedi que ambos escrevessem algumas atividades que cada um gostaria de compartilhar com o outro. Depois que terminaram suas listas individuais, escrevi-as no quadro. É claro que havia algumas atividades que não tinham em comum na lista de interesses (como assistir a jogos de futebol na TV), mas havia algumas que estavam dispostos a compartilhar, então eles negociaram os *pontos comuns*. Começaram planejando agir sobre alguns desses objetivos comuns e ver como as coisas aconteceriam. Para sua surpresa, eles tinham muito em comum, uma vez que puderam concordar que seria possível aceitar o que não tinham em comum.

Outro casal que havia passado por uma crise de infidelidade percebeu que tinha o bem-estar de suas três filhas em comum. Então, sugeri que trabalhássemos no que eles podiam concordar para tornar melhor a vida das filhas. Eles discutiram combinações sobre disciplina, recompensas, tempo de estudo e encontros para brincar com outras crianças. Discutiram os planos para o acampamento de verão e qual acampamento seria melhor para elas. Por fim, focamos nos tipos de valores e traços que queriam que suas filhas tivessem – como compaixão, bondade, autocontrole, integridade e cooperação. Isso, então, originou uma discussão de como eles poderiam ser modelos dessas qualidades. À medida que foram reconhecendo e trabalhando para um objetivo comum, começaram a construir mais confiança um no outro, reconhecendo que precisavam um do outro para serem pais melhores. Ao compartilharem valores e objetivos, começaram a ultrapassar as decepções e os ressentimentos do passado.

Este capítulo final poderia ser material para um livro inteiro, mas isso estaria muito além do escopo do que trata este livro – *ciúme*. Meu propósito foi demonstrar que o ciúme é, algumas vezes, uma resposta justificada e sadia e que pode ser uma primeira resposta adaptativa à violação da confiança. Contudo, também podemos pensar no ciúme como o primeiro passo em um processo mais longo de desenvolvimento de motivação para mudar o relacionamento, regras básicas para construir confiança, competências para ser um melhor ouvinte, uma visão do relacionamento como *algo nosso*, em vez de *do meu jeito*, e um vínculo por meio de objetivos e valores comuns. Seria ingênuo pensar que esse processo é fácil, mas ele não é impossível. Só você e seu parceiro podem determinar o que é possível para vocês dois, e isso pode requerer muita paciência e trabalho árduo para chegar a essa concretização.

Reflexões finais

Este livro se assemelha a uma longa jornada até os recessos emocionais do ciúme. Em vez de vê-lo em termos simplistas, como baixa autoestima ou demandas irrealistas, optei por explorar com você a universalidade do ciúme – em bebês, animais e ao longo da história – e descrever sua adaptação evolutiva. O ciúme está relacionado a "investimento parental" e proteção de nossos interesses na transmissão de nossos genes. Está relacionado à tendência natural a proteger nossos interesses com a família, amigos e colegas. Como observou Santo Agostinho: "Aquele que não sentiu ciúme jamais amou". Esta é uma emoção que pode atormentá-lo, afastar os amigos e desintegrar famílias. É material para canções, sagas, tragédias e poemas.

Trata-se de uma emoção forte e algumas vezes perigosa que merece ser considerada com respeito. Minha expectativa é que você consiga ver que não está sozinho em seu ciúme. Você também pode entender que é importante validar a dificuldade da experiência do ciúme, porque ela reflete emoções dolorosas, e frequentemente confusas, de amor, medo e até mesmo ódio pela pessoa mais central em sua vida. Parte dessa validação envolve direcionar compaixão para si mesmo, experimentando, ao mesmo tempo, o turbilhão das emoções de ciúme e, quando possível, sentindo compaixão por seu parceiro. Isso, claro, é difícil e, às vezes, pode até mesmo parecer impossível, mas é algo para se pensar, almejar e se esforçar para adotar.

Você aprendeu a diferença entre os pensamentos subjacentes ao ciúme ("Meu parceiro está interessado nela") e os sentimentos que resultam desses pensamentos (raiva, ansiedade, ressentimento). Aprendeu que é possível ter pensamentos e sentimentos de ciúme, mas escolher se toma alguma atitude. Muitas vezes, a percepção de que se pode ter um sentimento, mas, apesar dele, ainda se tem uma escolha, é algo libertador. Você não tem que se agarrar à corda que o puxa em outra direção.

Vimos que, quando a mente e o coração são sequestrados pelo ciúme, você pode ficar sobrecarregado pelos sentimentos – e então agir de uma forma que acredita que pode acabar com sua dor. Entretanto, as atitudes que tomamos quando sentimos ciúme podem ser mais prejudiciais para nossos interesses do que os sentimentos que experimentamos. Essas ações, que vejo como estratégias, abrangem uma ampla gama de comportamentos que achamos que irão controlar o que está acontecendo e dar um fim ao nosso tormento. Elas incluem interrogar, verificar, procurar indícios, buscar reafirmação, espionar, seguir, minar a confiança do parceiro, ameaçar deixá-lo e afastar-se. Por mais que essas estratégias pareçam fazer sentido no momento de um sentimento intenso, cada uma delas traz consigo o risco de levar ao que mais tememos – a dissolução do relacionamento. Talvez haja formas melhores.

Certamente todos nós temos direito aos nossos sentimentos, e sentir ciúme é algo tão universal que você irá perceber que não está sozinho. É preciso estar atento para como o Sequestro do Ciúme resulta em ruminação, preocupação, depressão e intenso conflito no relacionamento, buscando moderar as consequências dos sentimentos. Vimos que pode ser útil – embora difícil – afastar-se dos pensamentos e sentimentos ciumentos, ao mesmo tempo em que se aceita a ocorrência dessas experiências. Recuar pode nos possibilitar abrir espaço para os sentimentos, conviver com o que pensamos e sentimos, sem sermos controlados por tais experiências. Esse distanciamento e aceitação conscientes não significam que estamos dizendo que não há problema se os parceiros estão ou não fazendo o que suspeitamos. Ao contrário, significa que reconhecemos os pensamentos e sentimentos sem que tenhamos de tomar atitudes que possam prejudicar nossos interesses.

Quando recuamos, também podemos momentaneamente refletir sobre a razoabilidade e a racionalidade do que estamos pensando. Como costumamos ser sequestrados pela leitura mental do que nosso parceiro deseja ou pela adivinhação de um resultado desastroso, podemos avaliar se as evidências de fato apoiam o que nossos pensamentos parecem nos dizer. Às vezes, somos tendenciosos e focados em uma forma particular de ver as coisas – e às vezes podemos estar certos. Porém, a intensidade de nossa emoção não é indicação da validade de nossas crenças. É importante recuar e avaliar. Com frequência não sabemos realmente quais são os fatos.

Também vimos que podemos ter regras e pressupostos que alimentam nosso ciúme, os quais com frequência estão baseados em crenças perfeccionistas sobre amor, compromisso e relacionamentos. Algumas delas podem refletir uma visão de que nosso parceiro jamais deve achar outra pessoa atraente ou a crença de que seu passado é uma ameaça ao presente. Movidos por essas crenças perfeccionistas, frequentemente sofremos mais do que precisamos. A realidade não está baseada em pureza ou perfeição; ela reflete que todos nós somos anjos caídos, todos precisando de aprimoramento e buscando compreensão e – se necessário – perdão. Todos têm um passado, inclusive você, mas o presente e o futuro são o que mais importa.

Quando falamos com nossos parceiros sobre nosso ciúme, precisamos ter em mente que ambos queremos nos sentir respeitados, ambos queremos merecer confiança. É natural querer atacar com raiva, rótulos e acusações – e pode ser que nosso parceiro tenha falhado, esteja escondendo alguma coisa ou tenha traído nossa confiança. Mas também pode ser que uma discussão respeitosa sobre as diferentes visões do que está acontecendo ajude a esclarecer diretrizes para construir confiança no futuro.

Como você pode perceber agora que leu este livro, existem muitas formas de olhar para seus pensamentos, sentimentos e comportamentos ciumentos. São muitas as metáforas que você pode usar e as respostas que pode obter. Não há um programa único para lidar com o ciúme que seja válido para todos os casos, porque você é único e seu relacionamento é único – e sempre em movimento. Em geral, quando nos envolvemos em um novo relacionamento, esperamos que ele seja perfeito, que não ocorram entraves, desvios ou colisões frontais, mas uma vida que é vivida plenamente também está repleta de decepções. Todos somos anjos caídos às vezes.

Nenhum de nós é isento de falhas, sem a necessidade de crescimento. Todos os relacionamentos, ao que parece, estão repletos de negócios inacabados. Gosto da metáfora do quarto do relacionamento, em que podemos imaginar os dois parceiros vivendo em um quarto lotado, cheio de memórias e uma paisagem em constante mudança. Esse é o *quarto de vocês, juntos.* Abrir espaço para o ciúme pode permitir que vocês vivam juntos. Nem sempre você tem que sair porta afora.

Notas

1. D. M. Buss, *Dangerous Passion* (New York: Free Press, 2000).
2. R. L. Leahy, *Emotional Schema Therapy* (New York: Guilford Press, 2015).
3. C. Darwin, *The Descent of Man and Selection in Relation to Sex* (Londres: John Murray, 1871).
4. R. L. Trivers, "Parental Investment and Sexual Selection," in *Sexual Selection and the Descent of Man, 1871–1971*(Chicago: Aldine, 1972), 136–79.
5. D. C. Geary, M. Rumsey, C. Bow-Thomas e M. K. Hoard, "Sexual Jealousy as a Facultative Trait: Evidence from the Pattern of Sex Differences in Adults from China and the United States," *Ethology and Sociobiology* 16, no. 5 (1995):355–83.
6. Ibid.; B. P. Buunk, A. Angleitner, V. Oubaid e D. M. Buss, "Sex Differences in Jealousy in Evolutionary and Cultural Perspective: Tests from the Netherlands, Germany, and the United States," *Psychological Science* 7, no. 6 (1996): 359–63.
7. S. Hart and H. Carrington, "Jealousy in 6-Month-Old Infants," *Infancy* 3, no. 3 (2002):395–402; S. Hart, T. Field, C. Del Valle, and M. Letourneau, "Infants Protest Their Mothers' Attending to an Infant-Size Doll," *Social Development* 7, no. 1 (1998): 54–61.
8. P. H. Morris, C. D. Doe e E. Godsell, "Secondary Emotions in Non-Primate Species? Behavioral Reports and Subjective Claims by Animal Owners," *Cognition and Emotion* 22, no. 1 (2008): 3–20.
9. Exodus 20:5 (King James).
10. C. Andreas e J. J. Parry, *The Art of Courtly Love* (New York: Columbia University Press, 1990), 1186.

11. W. Shakespeare, *Othello*, 5.2.
12. P. N. Stearns, *American Cool: Constructing a Twentieth-Century Emotional Style* (New York: NYU Press, 1994).
13. B. R. Karney, C. Wilson e M. S. Thomas, *Family Formation in Florida: 2003 Baseline Survey of Attitudes, Beliefs, and Demographics Relating to Marriage and Family Formation* (Gainesville, FL: University of Florida, 2003).
14. Veja http://www.childlessstepmums.co.uk.
15. Q. Fottrell, "Typical U.S. Worker Has Been 4.2 Years in Their Current Job," *Market Watch*, 12 de janeiro de 2014. http://www.marketwatch.com/story/americans-less-likely-to-change-jobs-now-than-in-1980s - 10-01-2014.
16. J. Bowlby, *Attachment and Loss*, vol. 1 *Attachment* (London:Hogarth, 1968).
17. M. Mikulincer e P. R. Shaver, "Attachment Theory and Intergroup Bias: Evidence That Priming the Secure Base Schema Attenuates Negative Reactions to Out-Groups," *Journal of Personality and Social Psychology* 81, no. 1 (2001):97–115.
18. N. L. Collins, "Working Models of Attachment: Implications for Explanation, Emotion, and Behavior," *Journal of Personality and Social Psychology* 71, no. 4 (1996): 810.
19. B. P. Buunk, "Personality, Birth Order, and Attachment Styles as Related to Various Types of Jealousy," *Personality and Individual Differences* 23, no. 6 (1997): 997–1006; A. Holtzworth-Munroe, G. L. Stuart e G. Hutchinson, "Violent Versus Nonviolent Husbands: Differences in Attachment Patterns, Dependency, and Jealousy," *Journal of Family Psychology* 11, no. 3 (1997): 314.
20. B. P. Buunk, "Personality, Birth Order, and Attachment Styles."
21. G. L. White, "Inducing Jealousy: A Power Perspective," *Personality and Social Psychology Bulletin* 6 (1980): 222–7; G. L. White, "A Model of Romantic Jealousy," *Motivation and Emotion* 5 (1981): 295–310; G. L. White e P. E. Mullen, *Jealousy: Theory, Research, and Clinical Strategies* (New York: Guilford Press, 1989).
22. L. Khanchandani e T. W. Durham, "Jealousy During Dating Among Female College Students," *College Student Journal* 43, no. 4 (2009): 1272.
23. M. J. Dugas, K. Buhr, and R. Ladouceur, "The Role of Intolerance of Uncertainty in the Etiology and Maintenance of Generalized Anxiety Disorder," in *Generalized Anxiety Disorder: Advances in Research and Practice* (New York: Guilford Press, 2004): 143–63.
24. J. L. Bevan e K. D. Tidgewell, "Relational Uncertainty as a Consequence of Partner Jealousy Expressions," *Communication Studies* 60, no. 3 (2009): 305–23.
25. Leahy, *Emotional Schema Therapy*.

26. R. L. Leahy, *Cognitive Therapy Techniques*, Second Edition (New York: Guilford Press, 2017).
27. R. L. Leahy, *The Worry Cure* (New York: Harmony Books, 2005).
28. A. Wells, *Metacognitive Therapy for Anxiety and Depression* (New York: Guilford Press, 2009).
29. R. L. Leahy e D. Tirch, "Cognitive Behavioral Therapy for Jealousy," *International Journal of Cognitive Therapy* 1 (2008): 18–32.
30. M. J. Dugas, et al., "Role of Intolerance of Uncertainty."
31. A. Wells, "A Cognitive Model of GAD: Metacognitions and Pathological Worry," in *Generalized Anxiety Disorder* (New York: Guilford Press, 2004), 164–86.
32. R. L. Leahy, *Beat the Blues Before They Beat You* (New York: Hay House, 2010).
33. Leahy, *Emotional Schema Therapy*.
34. Ibid.
35. S. C. Hayes, K. D. Strosahl, e K. G. Wilson, *Acceptance and Commitment Therapy* (New York: Guilford Press, 2011); E. Roemer e S. M. Orsillo, *Mindfulness and Acceptance-Based Behavior Therapies in Practice* (New York: Guilford Press, 2009); Leahy, *Emotional Schema Therapy*.
36. W. Whitman, "Song of Myself," *Leaves of Grass* (1892).
37. Leahy, *Emotional Schema Therapy*.
38. J. D. Teasdale e Z. V. Segal, *The Mindful Way Through Depression* (New York: Guilford Press, 2007).
39. P. Gilbert, *The Compassionate Mind* (Londres: Constable, 2009); D. Tirch, *The Compassionate-Mind Guide to Overcoming Anxiety* (Oakland, CA: New Harbinger, 2012).
40. Leahy, *The Worry Cure*; Wells, "A Cognitive Model of GAD."
41. Wells, *Metacognitive Therapy for Anxiety and Depression*.
42. Ibid.
43. Ibid.
44. Leahy, *The Worry Cure*; *Cognitive Therapy Techniques*.
45. Ibid.
46. R. J. Rydell, A. R. McConnell, and R. G. Bringle, "Jealousy and Commitment: Perceived Threat and the Effect of Relationship Alternatives," *Personal Relationships* 11 (2004): 451–68.
47. Gilbert, *The Compassionate Mind*.
48. TV Tropes, acessado em 17 de julho de 2017, http://tvtropes.org/pmwiki/pmwiki.php/Creator/RonWhite.

IMPRESSÃO:

PALLOTTI
GRÁFICA

Santa Maria - RS | Fone: (55) 3220.4500
www.graficapallotti.com.br